dtv

Wenn es in der Beziehung still geworden ist, dann ist auch die Beziehung zum Stillstand gelangt. Wie ist es dazu gekommen? Liegt es an der mangelnden Übereinstimmung der beiden Charaktere, die sich im Schweigen ihrer Sexualität spiegelt? Haben sich die Kinder (ungewollt) als Liebeskiller entpuppt? Treffsicher zeigt Mathias Jung die wunden Punkte in Partnerschaften auf, die er aus seiner langjährigen therapeutischen Praxis nur allzu gut kennt. Über seine aufschlussreichen und anschaulichen Analysen hinaus verhilft er Paaren dazu, wieder zu Worten zu finden und ihre Beziehung weiterzuentwickeln. Dabei gibt er zu bedenken, »dass Liebe sich nicht auf Kollektivismus zu zweit, sondern auf das wechselvolle Bündnis zweier scharf unterschiedlich konturierter Individuen stützt. Die Freiheit, nicht die Unterwerfung ist der Boden der Liebe.«

Mathias Jung, geboren 1941, ist Einzel-, Paar- und Gruppentherapeut am Dr.-Max-Otto-Bruker-Haus in Lahnstein bei Koblenz. Daneben umfangreiche Vortragstätigkeit und zahlreiche Buchveröffentlichungen, u. a.: ›Reine Männersache‹ (1994), ›Mut zum Ich‹ (1997), ›Der kleine Prinz in uns‹ (2000).

Mathias Jung

Das sprachlose Paar

Wege aus der Krise

Deutscher Taschenbuch Verlag

Von Mathias Jung
ist im Deutschen Taschenbuch Verlag erschienen:
Der kleine Prinz in uns (36302)

Ungekürzte Ausgabe
Dezember 2003
Deutscher Taschenbuch Verlag GmbH & Co. KG,
München
www.dtv.de

Umschlagkonzept: Balk & Brumshagen
Umschlaggestaltung: Catherine Collin unter Verwendung
einer Fotografie von © The Image Bank/Alan Danaher
Gesamtherstellung: Druckerei C. H. Beck, Nördlingen
Gesetzt aus der Sabon 10/12·
Gedruckt auf säurefreiem, chlorfrei gebleichtem Papier
Printed in Germany · ISBN 3-423-34053-3

Inhalt

Ich widme dieses Buch meiner geliebten Schwester, der erfahrenen Diplompsychologin und Psychotherapeutin Dr. Maria Theresia Jung (Konstanz).
Wir führen seit Jahren im Lahnsteiner Dr.-Max-Otto-Bruker-Haus gemeinsam Paarseminare durch. Sie sind gefragt und früh ausgebucht. Ich lerne viel von dir, Maria Theresia. Danke.
Danke vor allem aber auch euch Paaren, die ihr euch so mutig bei uns öffnet. Ihr seid unsere aufregendsten, liebsten und wichtigsten Lehrmeister!

Du und ich,
wir sind Wunderwerke,
die zu unendlichem Wachstum
in der Lage sind.

Virginia Satir: Mein Weg zu dir

Woher sind wir geboren?
Aus Lieb.
Wie wären wir verloren?
Ohn Lieb.
Was hilft uns überwinden?
Die Lieb.
Kann man auch Liebe finden?
Durch Lieb.
Was lässt nicht lange weinen?
Die Lieb.
Was soll uns stets vereinen?
Die Lieb.

Johann Wolfgang von Goethe:
An Charlotte von Stein

Erich Kästner: Gewisse Ehepaare

Ob sie nun gehen, sitzen oder liegen,
sie sind zu zweit.
Man sprach sich aus. Man hat sich ausgeschwiegen.
Es ist so weit.

Das Haar wird dünner und die Haut wird gelber
von Jahr zu Jahr.
Man kennt den anderen besser als sich selber.
Der Fall liegt klar.

Man spricht durch Schweigen. Und man schweigt
mit Worten.
Der Mund läuft leer.
Die Schweigsamkeit besteht aus neunzehn Sorten
(wenn nicht mehr).

Vom Anblick ihrer Seelen und Krawatten
wurden sie bös.
Sie sind wie Grammofone mit zwei Platten.
Das macht nervös.

Wie oft sah man einander beim Betrügen
voll ins Gesicht!
Man kann zur Not das eigne Herz belügen,
das andre nicht.

Sie lebten feig und wurden unansehnlich.
Jetzt sind sie echt.
Sie sind einander zum Erschrecken ähnlich.
Und das mit Recht.

Sie wurden stumpf wie Tiere hinterm Gitter.
Sie flohen nie.
Und manchmal steht vorm Käfige ein Dritter.
Das ärgert sie.

Nachts liegen sie gefangen in den Betten
und stöhnen sacht,
während ihr Traum aus Bett und Kissen Ketten
und Särge macht.

Sie mögen gehen, sitzen oder liegen,
sie sind zu zweit.
Man sprach sich aus. Man hat sich ausgeschwiegen.
Nun ist es Zeit …

»Wir leben nur noch so nebeneinander her«

Ein Brief statt eines Vorworts

Aufzustellen wäre das Schuldregister.
Schuld unsere erste: Blindheit
(Wir übersahen das Kommende).
Schuld unsere zweite: Taubheit
(Wir überhörten die Warnung).
Schuld unsere dritte: Stummheit
(Wir verschwiegen, was gesagt werden musste).
Warum?
Wir wollten uns nicht verlieren.

Marie Luise von Kaschnitz

Selten hat mich ein Brief so bewegt wie der, den mir die zweiunddreißigjährige Iris schrieb. Iris kam später zu mir über einen längeren Zeitraum in Therapie. Wie eine Ertrinkende stürzte sie sich in die Seelenarbeit. Sie erlebte ein kathartisches, reinigendes Wochenende in einer Selbsterfahrungsgruppe im Dr.-Max-Otto-Bruker-Haus. Sie begann, sich zu einem neuen Menschen zu mausern. Hatte Iris früher ihr Unglück in sich hineingefressen, so nahm sie jetzt innerhalb eines halben Jahres über zwanzig Kilo ab. Aus der schweren, latent depressiven Esssüchtigen wurde, mit allerlei Rückschlägen und Verzagtheiten natürlich, eine selbstbewusste, schöne junge Frau, die das Jammern aufgegeben hat und kämpferisch und klug ihr Leben zu meistern beginnt. Wir werden gegen Ende des Buchs erfahren, wie ihr Wagnis ausgegangen ist, wieder die eigene Stimme und Selbstbestimmung zu finden. Iris hat mir erlaubt, ihren Brief an mich, der zugleich Bilanz und Aufbruch darstellt, im Folgenden abzudrucken.

Sehr geehrter Herr Dr. Jung,

zunächst möchte ich mich bei Ihnen, Dr. Bruker und Frau Gutjahr für Ihre Vorträge bedanken. Sie haben mich in meinem Vorhaben bestärkt, die vitalstoffreiche Vollwertkost, auf die ich seit einem halben Jahr umgestellt habe, beizubehalten, und veranlassen mich, meine Mitgliedschaft bei der Gesellschaft für Gesundheitsberatung in Lahnstein zu beantragen. Seit Januar dieses Jahres reduziere ich mein Übergewicht mit reiner Frischkost und fühle mich topfit. Diese Umstellung war ein ziemlicher Einschnitt, der mich veranlasst hat, verstärkt auch über mein bisheriges Leben nachzudenken.

Ich bin seit zehn Jahren verheiratet. Mein Mann und ich haben keine Kinder. Ich wollte immer schon Kinder, aber mein Mann hat mir nie richtig zu verstehen gegeben, dass er keine Kinder will. Am Anfang hat er sich herausgeredet, dass es beruflich nicht gehe und dass wir das Geld (beide Einkommen) brauchen. Später habe ich durch sein Verhalten zu den Kindern meiner Schwester und auch durch einzelne Aussagen wie »Kinder sind zu laut, zu frech« gemerkt, dass er keine Kinder will. Er hat dies aber bis heute nicht direkt zugegeben. Ich muss dazu bemerken, dass wir mindestens drei- bis viermal im Jahr ein bis zwei Wochen in Urlaub fahren und auch an den meisten Wochenenden im Jahr unterwegs sind zum Wandern. Natürlich ist das erlebnisreich und ich habe ihm deswegen auch viel zu verdanken, weil ich schon alles von der Welt gesehen habe. Aber wiegt das alles andere auf, was ich mir in meinem Leben vorgestellt habe?

Mein Mann ist eiskalt – er zeigt keine Gefühle. Er geht nicht aus sich heraus und kann auch nicht über sich selbst reden. Ich habe mir einen Mann gewünscht, der zärtlich zu mir ist, mich streichelt und in den Arm nimmt, mit dem zusammen ich Kinder haben kann.

Sexuell läuft bei uns schon seit vier Jahren nichts mehr. Wir leben nur noch so nebeneinander her. Ich bügle, koche und putze für ihn. Er hilft ein wenig im Haushalt (Geschirr abtrocknen, einkaufen), aber ansonsten ist das mein Bereich, was er oft betont. Ich habe ihm schon oft entgegengehalten, dass wir beide berufstätig sind, aber das zählt für ihn nicht. Wenn er vom Geschäft kommt, interessiert ihn meist nur der Fernseher. Ein Hobby im eigentlichen Sinne hat er nicht. Er beschwert sich aber laufend, wenn ich meinem Hobby nachgehe. Ich gehe zweimal in der Woche ins Fitnessstudio, das macht mir großen Spaß. Ich versuche laufend, meinen Mann zum Mitgehen zu animieren. Er reagiert aber immer mit irgendwelchen Ausreden.

Bekleidungs- und hygienemäßig lässt mein Mann sich total gehen. Er wechselt zum Beispiel sein Hemd nicht, wenn es nach einem Tag Arbeit verschwitzt ist. Wenn ich ihn darauf hinweise, sagt er, dass er nichts rieche. Genauso wenig wäscht er sich oder macht sich frisch (nur ab und zu), was ich jeden Tag tue. Seine Klamotten und seine Unterlagen lässt er in der ganzen Wohnung verstreut herumliegen. Obwohl ich ihn schon darauf hingewiesen habe, dass es etwas ordentlich in der Wohnung aussehen sollte. Aber ich glaube, er macht das aus Trotz mir gegenüber, um mich zu ärgern, weil ich sehr ordnungsliebend bin.

Sie werden sich nun fragen, ob ich das erst heute, nach zehn Jahren, bemerkt habe. Nein! Aber aus Angst vor der letzten Konsequenz, vor dem, was danach kommt, zum Beispiel allein zu sein, habe ich bisher alles ertragen. Ich habe schon ein paar Mal probiert, mit ihm über unsere (meine) Probleme zu reden. Aber ich komme nicht an ihn heran. Er blockt alles ab, hört mir gar nicht richtig zu. Er will das alles nicht wahrhaben. Vielleicht liegt es aber auch an der Art und Weise, wie ich mit ihm geredet habe. Ich kann nämlich nicht gut argumentieren. Mein Mann wird immer gleich laut, wenn man auf ein Thema zu sprechen kommt, über das er nicht reden will. Ich ziehe mich dann zurück, da ich mich nicht anschreien lassen will (sein Vater und sein Bruder sind genauso aufbrausend wie er).

Nachdem ich nun das Buch ›Lebensbedingte Krankheiten‹ von Dr. Bruker gelesen habe (ein Tipp einer GGB-Gesundheitsberaterin), ist mir klar, dass ich etwas in meinem Leben ändern muss, aber ich glaube, ohne Hilfe finde ich nicht zu mir selbst beziehungsweise eventuell wieder zu ihm zurück. Ich weiß auch nicht, ob diese Beziehung überhaupt noch eine Chance hat.

Das Geld ist auch ein Problem zwischen uns beiden. Wir haben ein gemeinsames Konto. Mein Mann sagt immer, wenn ich mir irgendetwas kaufe, ich gebe das Geld mit beiden Händen aus, nur weil er seine Anziehsachen zehn Jahre und länger trägt, auch wenn sie schon verschlissen sind. Auf meine Wünsche geht er gar nicht ein. Wenn ich zum Beispiel sage, »Ich tanze gern, komm, wir machen mal einen Tanzkurs«, dann kommt die Antwort, er habe zwei linke Füße. Er unternimmt nicht einmal einen Versuch dazu, er will es einfach nicht.

Da ich früh, mit fünfzehn Jahren, eine feste Beziehung einging, die auf meiner Seite Abhängigkeit und totale Abkapselung bedeutete und die mein damaliger Freund nach sechs Jahren einfach, das heißt ohne Angabe von Gründen, beendete, habe ich heute auch keinerlei Freundinnen, nicht einmal Kontakt zu meinen früheren Klassenkameraden. Ich bin deshalb auch kontaktscheu, ich weiß nicht, wie ich auf andere, mir fremde oder vertraute Menschen zugehen soll beziehungsweise was ich mit ihnen reden soll.

Mein Mann akzeptiert meine Umstellung auf Vollwertkost nicht. Er flüchtet in die Ausrede, Vollwertkost sei teurer als Normalkost. In Wahrheit ist es natürlich umgekehrt. Mein Mann sagt, ich hätte auch abnehmen können, wenn ich nur die Hälfte gegessen hätte. Er meint, wenn ich mein Traumgewicht erreicht habe, werde ich wieder auf Normalkost umstellen. Dabei habe ich eine Fettsucht! Aber ich glaube, dass mein Mann das gar nicht wissen will. Er bemerkt auch nicht, dass ich mich verändert habe (oder vielleicht doch?!), und reagiert deshalb mit Ablehnung.

Lieber Herr Jung, ich wende mich heute an Sie, da ich zu Ihnen Vertrauen gefasst habe. Vielleicht können Sie mir einen Weg aufzeigen, der mich aus meiner Situation herausbringt. Eventuell durch einen Besuch in der Sprechstunde? In der Gruppentherapie? Oder können Sie mir in meiner Umgebung einen geeigneten Kollegen nennen?

Mit freundlichen Grüßen
Iris

Liebe Iris,

ich danke dir, dass du deinen Leidens- und Aufbruchbrief den Lesern zur Verfügung gestellt hast. Heute weißt du es: In diesem Brief ist nicht nur das Drama deiner Ehe, sondern auch die Not vieler Paarbeziehungen wie in einem Brennspiegel enthalten. Deine Beziehung ist, wie dein Brief erschütternd deutlich macht, in die Jahre gekommen, aber sie hat sich nicht entwickelt. Wie viele andere Paare wart ihr unklar in ganz zentralen Punkten eurer Existenz.

Du wolltest »immer schon« Kinder, aber du hast es wohl nie energisch als Bedingung eurer Beziehung gefordert. Dein Mann hat sich wohl nicht getraut einzugestehen, dass er überhaupt keine Kinder will. Beide Wünsche sind legitim, Kinder zu wollen und Kinder nicht zu wollen. Man muss es nur untereinander klären. Wenn beide auf ihrer Ansicht beharren, dann müssen beide – oder muss zumindest einer von beiden – den Mut haben, sich voneinander zu trennen.

Positiv registrierst du, dass du mit deinem Mann die Welt erkundet hast, dass es auch Schönes zwischen euch gibt. Es ist wichtig, dass wir das Schöne in unserer Partnerschaft auch zulassen. Es gibt kaum eine Beziehung, in der wir dem anderen nichts verdanken. Der andere hat uns immer auch ein Stück geformt, uns Neues gezeigt, etwas in uns entwickeln lassen. Man kann nicht zehn Jahre miteinander leben ohne sich in der Chemie der Gefühle wechselseitig zu bereichern. Ganz tot scheint eure Beziehung also nicht gewesen zu sein.

Obwohl du dir einen zärtlichen Mann wünschtest, hast du, Iris, dir einen kalten, verschlossenen Partner gewählt. Was ist dein Anteil an dieser Wahl? Erinnerst du dich, was du jetzt in der Therapie erkanntest? Weil du dich nicht liebtest, weil du dich selbst nicht als liebenswert empfandest, hast du dich mit einem solchen »emotionalen Sparschwein« zufrieden gegeben!

Das ist das Unglück vieler Frauen und Männer bei der Partnerwahl. Die Wunde der Ungeliebten oder der zu wenig Geliebten schmerzt in ihnen, verursacht bei ihnen Minderwertigkeitskomplexe. Sie sitzen an der gedeckten Tafel des Lebens und können doch nicht zulangen.

Wie so viele Paare habt ihr beide offensichtlich die klingelnde Warnanlage hartnäckig überhört: Wo seit vier Jahren die Sexualität nicht mehr läuft, herrscht der emotionale Ausnahmezustand. Sexualität funktioniert wie ein Alarmlämpchen. Wo wir physisch nicht mehr Liebe miteinander machen können, da hapert es längstens mit der Liebe in unserem Herzen. Aber wir haben Angst vor dem Konflikt und leben, wie du aufrichtig schreibst, »nur noch so nebeneinander her«.

Wie so viele Frauen bügelst, kochst und putzt du für *ihn*. Wie die meisten seiner Geschlechtsgenossen hilft *er* »ein wenig« im Haushalt, im Übrigen verschnarcht er seine Zeit vor dem Fernseher und pflegt wenige Interessen. Wenn du in die Welt hinaus willst, um so etwas Harmloses wie Fitness zu machen, klammert er sich an dich und macht dir ein schlechtes Gewissen. So ersticken Ehen an der Langeweile und dem mangelnden Sauerstoff in der Beziehung. Beide sitzen unter der Käseglocke ihrer Abgeschlossenheit und Dumpfheit wie Gefangene auf Lebenszeit, Singles im Zweierpack! Wie sagt Goethe in ›Die Laune des Verliebten‹: »Wo keine Freiheit ist, wird jede Lust getötet.«

Dazu passt die Vernachlässigung in Kleidung und Hygiene. Das ist, wie du richtig erkennst, verdeckte Aggression gegen den Partner. Es ist aber auch ein Stück Wahrheit: Ihr könnt euch längst nicht mehr gut riechen.

In eurer Beziehung fehlen auch klare Liebesverträge. Warum sie notwendig sind und wie sie aussehen können, werde ich in diesem Buch erklären. Warum habt ihr eigentlich kein getrenntes Konto? Ihr seid doch beide berufstätig. Warum habt ihr keine klare Vereinbarung getroffen, wer welche Beträge für Miete, Strom, Heizung, Autosteuer etc. überweist?

Warum darf nicht jeder von euch über den Rest verfügen, der dann auf seinem Konto bleibt? Wie in so vielen Ehen hast du, liebe Iris, dich, was das Geld und die Haushaltsarbeit angeht, auf ein konventionelles männliches Denksystem eingelassen. Das patriarchalische Modell hat aber – das hat sich mittlerweile herumgesprochen – längst das Verfallsdatum überschritten!

Dein Mann schreit, du schweigst und ziehst dich zurück. Das ist auch so ein Geschlechteranachronismus, das Weibchenmodell der Großmütter: die Beziehungslosigkeit in der Beziehung.

Dein Mann akzeptiert deine Veränderungen nicht, zum Beispiel die Umstellung auf Vollwertkost. Warum bittest und bettelst du um seine Akzeptanz? Geh doch deinen Weg! Lass ihn sein Schnitzel, seinen Fabrikzucker, sein Auszugsmehl futtern – das ist sein Recht und sein Weg. Verwechsle die Ehe nicht mit einer Zeltmission.

Mit dem Rückblick auf die Zeit *vor* deiner Ehe und die traumatische, abgerissene erste Liebesbindung gibst du anderen Paaren einen wichtigen Hinweis. Wir alle bringen Altlasten und Hypotheken in die gegenwärtige Beziehung mit: das Ehemodell der Eltern, die Beschädigungen der Kindheit, Minderwertigkeitskomplexe, kindliche Sehnsüchte, Selbstisolierungen, Hörigkeiten, Co-Abhängigkeiten, neurotische Wahrnehmungsverzerrungen. Wir treten alles andere als emotional jungfräulich in eine Beziehung. Wir sind wie verwittertes Urgestein mit den lange eingeschliffenen Gravuren der Lebensgletscher, aber auch wie die runden Kiesel des sanften Gesetzes der Anpassung, Unterordnung und Selbstaufgabe.

Bei dir stand am Anfang die mit fünfzehn Jahren beginnende Männerbeziehung mit einer totalen Abhängigkeit vom Geliebten und der Abkapselung nach außen. Hast du diese Abkapselung nicht in der Ehe weitergeführt? Nicht einmal eine richtige Freundin hast du dir gesucht. Du hast, mit anderen Worten, die

Käseglocke eurer Ehe unfreiwillig selbst mit errichtet. Andererseits weiß ich, dass du an deinem Arbeitsplatz unter lauter Männern eine beliebte und geliebte Kollegin bist. Es liegt also an deiner inneren Einstellung, wenn du deine Fähigkeit zur Kollegialität und Freundschaft, zur liebenden Verbundenheit mit der Welt nicht fruchtbar gemacht hast, sondern ins innere Exil gegangen bist. Hast du dich nicht selbst in das Gefängnis der Beziehungsarmut gesperrt?

So wie du, Iris, haben wir alle uns zu fragen, ob wir uns in der Beziehung selbst aufgeben und die lebensnotwendigen, bunten Kontakte zu Geschwistern, Eltern, Freunden und Kollegen einfach verwahrlosen lassen. Wir machen uns damit selbst arm. Und obendrein belasten wir dadurch unsere Beziehung mit grandiosen, unerfüllbaren Erwartungen. Denn kein Partner auf dieser Welt kann uns die Fülle menschlicher Kontakte ersetzen, die uns die Menschen um uns herum zu geben vermögen. Goethe meinte dazu im ›Tasso‹: »Wer nicht die Welt in seinen Freunden sieht – verdient nicht, dass die Welt von ihm erfahre.«

Es sieht fast so aus, als ob eure Ehe eine Not- und Überlebensgemeinschaft zweier kontaktarmer Menschen darstellt. Solche geheimen Funktionen bergen Beziehungen oft in ihrem Inneren. Sie bilden nicht selten das Geheimnis unserer Partnerwahl. Freilich enthalten die meisten Partnerschaften auch eine Fülle von Reichtum, von Stärken, vitalen Antrieben, hinreißenden Ergänzungen, Gegensätzlichkeiten und Übereinstimmungen. Das ist die andere Seite der tour d'amour.

Beziehung ist in der Regel Reichtum *und* Mangel, Befreiung *und* Beengung, Verständnis *und* Unverständnis. Beziehung ist Hürdenrennen, Ärger, Suchen, Zueinanderfinden und oft ein wärmender Kachelofen in einem. Partnerschaft ist das, was die scholastischen Philosophen die »coincidentia oppositorum« nannten, die Vereinigung der Gegensätze. Lebendige Beziehung ist vor allem Entwicklung.

Du beschreibst diese Entwicklung eindringlich. Du warst ein rechter Moby Dick. Du hast abgespeckt. Aus dem hässlichen Entlein ist ein strahlender junger Schwan mit Blitzeäuglein geworden. Ja, Iris, du liest richtig. Das ist eine therapeutische Liebeserklärung an dich. Respekt vor deinem Mut!

Denn Mut hast du gebraucht! Wie die meisten von uns hat dich die Angst vor dem Ende der Partnerschaft und der dann drohenden Einsamkeit (»Ich krieg nie wieder einen Kerl ab!« – »Ich finde keine Frau mehr!«) vom Weg zu dir selbst abgehalten.

Diese quälende Verlustangst beschreibt im Vorspruch dieses Kapitels Marie Luise von Kaschnitz eindrucksvoll. Ich habe allerdings ein Unbehagen gegenüber dem von ihr verwendeten Begriff der »Schuld«. Er schmeckt mir zu sehr nach Sünde und Verdammnis. Wie wäre es, wenn wir im Weiteren lieber von unserem *Anteil* an den Partnerschaftskonflikten sprächen? Denn Konflikte und Versäumnisse sind nicht einfach vermeidbare Pannen in der Liebe, sondern gehören untrennbar zu ihrem spannenden »learning by doing«-Prozess.

Dass das sprachlos gewordene Paar seine – wie Kaschnitz es auf den Punkt bringt – »Blindheit«, »Taubheit« und »Stummheit« heilt, dass es wieder Augen, Ohren und Mund öffnet, dass es sich entwickelt und erkennt, wie das alles gehen mag, darüber will ich als Gestalttherapeut und Philosoph im Folgenden laut nachdenken. Viele Paare in meiner Praxis sind mit ihrer Bedrängung und Befreiung dafür Modell gestanden. In den meisten Fällen ist ihnen die Arbeit an der neuen Paarsynthese gelungen. Andere haben, mit gutem Grund, den schöpferischen Akt der Trennung, der eine bedeutende Leistung sein kann, gewählt.

Wenn es dabei manchmal scheinen mag, als ob wir Männer, wie der Schlagertext behauptet, »alle Verbrecher« wären, so will ich dazu zwei Dinge anmerken: Einmal erweisen wir Männer uns tatsächlich, was die Gestaltung der Liebesbeziehung angeht, oft als hartleibig und zugeknöpft. Wir sind nicht selten Virtuosen des Berufs und der Intellektualität, aber Analphabeten des Gefühls. Frauen sind dagegen meist beziehungsfähiger. Das hat viel mit ihrer Psychogenese und Sozialisation vom puppenspielenden kleinen Mädchen bis zur (glorifizierten) Mutter zu tun.

Andererseits leiden auch Männer an ihren Frauen und deren spezifischen, oftmals verdeckten Aggressionen, Nadelstichen und Kleinkariertheiten. Doch letztlich leidet beim sprachlosen Paar jeder auch und vor allem an sich.

Lass mich, liebe Iris, diese Ouvertüre mit einem Gedicht beenden. Der scharfsinnige Berliner Lyriker Heinz Kahlau, Jahrgang 1931 (dem ich an dieser Stelle herzlich für die Erlaubnis danke, auch in diesem Buch einige seiner prägnantesten und »anstößigsten«, weil anstoßenden, Gedichte abzudrucken), formuliert in einem Poem die Dialektik von Beziehung und Eigenentwicklung so:

Die Liebe

1

Manchmal kommt es,
dass die Liebe uns einreden will,
wir könnten andere sein,
als wir sind.
Wir glauben es auch,
solange die Liebe
noch lauter ist
als wir selber.
Wehe aber,
die Liebe muss Atem holen.
Dann hören wir wieder
auf uns,

dann können wir
nicht mehr sein, wie wir wollen,
dann müssen wir sein,
wie wir sind.

2

Nicht die Liebe ist es,
die uns verändert.
Andere werden wir nur,
wenn wir uns nicht mehr
ertragen können, so
wie wir sind.
Freilich – uns selber zu verändern
sind Kräfte vonnöten,
mit denen
man Welten erschafft.
Einzig aber die Liebe
gibt uns dazu
die Kraft.

Man kann im Leben nichts versäumen als die Liebe.
Monika Maron: animal triste

Die Scheidungslawine: Bürgerkrieg zu zweit oder Aufbruch zu neuen Ufern?

Sicherlich wird die Autonomie der Frau, wenn sie den Männern viel Verdruss erspart, ihnen auch manche Bequemlichkeit rauben ... Zwischen den Geschlechtern werden neue körperliche und seelische Beziehungen entstehen, die wir uns nicht vorstellen können: Schon sind zwischen Männern und Frauen Freundschaften, Rivalitäten, Komplizen und Kameradschaften keuscher und sexueller Art entstanden, die frühere Jahrhunderte nicht gefunden hätten.

Simone de Beauvoir: Das andere Geschlecht

Eine kleine Prise Soziologie und Sozialpsychologie zu Beginn: Jede dritte deutsche Ehe geht in die Brüche. Tendenz steigend. In den USA kommt inzwischen auf jede Hochzeit eine Trennung. Knapp hinter den Vereinigten Staaten folgt England, die scheidungsfreudigste Gesellschaft Europas. In allen Industrieländern dreht sich die Scheidungsspirale nach oben. Der Scheidungstermin vor dem Amtsgericht, sagen Spötter, ist mittlerweile so selbstverständlich wie die Hochzeitsfeier. Nur wir selbst, die Frauen und Männer, die es angeht, sind seelisch auf die neue Situation nicht eingestellt.

Wie sollten wir auch? ›Das ganz normale Chaos der Liebe‹, um einen bekannten Titel der Soziologen Ulrich Beck und Elisabeth Beck-Gernsheim zu zitieren, ist neueren Datums. Der Gedanke an einen »Lebensabschnittspartner« als neue Form der Zweisamkeit stößt uns prinzipiell ab, und doch stecken viele von uns bereits konkret in dieser Situation. Eines spüren wir allerdings mit Gewissheit: Die alten theologischen und juristischen Formeln von der »Unauflöslichkeit der Ehe« greifen nicht mehr; sie sind, gemessen an der Realität, unglaubwürdig geworden. Es scheint, als ob uns ein ganzes Jahrtausend von den Vätern des bürgerlichen Eherechts trennt. Diese behaupteten am Ende des 19. Jahrhunderts bei der Vorlage des Bürgerlichen Gesetzbuchs allen Ernstes: »Der christlichen Gesamtanschauung des deutschen Volkes entsprechend, geht der Entwurf davon aus, dass im Eherecht nicht das Prinzip der individuellen Freiheit herrschen darf, sondern die Ehe als eine vom Willen der Gatten unabhängige sittliche und rechtliche Ordnung anzusehen ist.«

Tatsächlich wird gegenwärtig das Erlebnis der Auflösbarkeit von Ehe und Familie und damit das Wagnis der immer neu zu riskierenden, diskontinuierlichen Existenz zur allgemeinen Erfahrung – von Erwachsenen wie von Millionen Scheidungskindern. Was früher noch – etwa in meiner Kindheit der vierziger und fünfziger Jahre – Schmach und Anormalität bedeutete, also Scheidung, Zweitehe, Stieffamilie, ist heute Alltag. Es scheint, als ob eine ganze Gesellschaft praktisch im Aufbruch ist, ohne dass der Einzelne das mehr oder weniger geräuschlose soziale Geschehen so richtig begreift. Im Gegenteil, die Auflösung einer Partnerschaft oder Familie erfahren und erleiden die betroffenen Individuen als privates Drama. Gleichzeitig wollen nur noch 47 Prozent der Männer und 53 Prozent der Frauen an der Ehe bis zum Lebensende festhalten. In der Altersgruppe der Zwanzigjährigen sind es sogar nur noch 27 Prozent, die eine lebenslange Gemeinschaft wünschen …

An die Stelle des verdeckten »Bürgerkriegs zu zweit«, der früher unendlich viele Ehen charakterisierte, in denen an ein Auseinandergehen aus wirtschaftlichen Gründen nicht zu denken war und die eheliche Fassade verbissen aufrecht erhalten wurde, an die Stelle also der fundamentalistischen Familienform sind vielfach Trennung und Aufbruch getreten. Die Welt familiärer Paradiese und lebenslanger Psychotope erscheint mittlerweile eher wie eine Ausnahme.

Soziologen bezeichnen unsere Umbruchgesellschaft als eine Art gewaltige Wanderbewegung auf der Suche nach einem »solidarischen Individualismus« – im Privatleben wie in Selbsthilfeorganisationen, von der Bürgerinitiative bis zur Hospizbewegung.

Es wäre falsch, meine ich, diesen Wandlungsprozess als »wachsende Unmoral« oder »Untergang des Abendlandes« zu verurteilen. Es handelt sich vielmehr um die Geburt einer neuen Moral. Das Alte geht nicht mehr. Ist es nicht aufschlussreich, dass beim Besuch des konservativen Papstes Johannes Paul II. im Juni 1996 nur 90 000 Berliner ins Olympiastadion pilgerten, während 200 000 junge Menschen zur selben Stunde das »Lesbisch-schwule Straßenfest« feierten: Abstimmung mit den Füßen. Die moralischen Parameter ändern sich mit jeder Generation.

Auch nach dem Krieg gab es in Deutschland einen starken Wandel der Werte. An die Stelle der nazistischen Deutschtümelei trat der Modernisierungsschub zu einem westlichen, vor allem amerikanischen »way of life«. Ruth Benedict schrieb in ›Urformen der Kultur‹ bereits 1955 hellsichtig: »Unsere Zivilisation hat mit kulturellen Maßstäben zu tun, die vor unseren Augen hinabsinken, und mit neuen, die wie aus einem Schatten über dem Horizont emporsteigen. Wir müssen gewillt sein, mit den sich wandelnden Normen zu rechnen, auch wenn die Moral, in der wir erzogen worden sind, in Frage gezogen wird.« Das heißt aber auch: Wir können uns nicht mehr an feste Normen des Benimm, des Religiösen und gesellschaftlich Vorgegebenen anlehnen. Wir stehen frei – und schwanken.

Welche Folgen das für die Binnenwirklichkeit jedes Paares hat, ist noch kaum auszumachen in seiner (r)evolutionären Konsequenz: Alles, aber auch buchstäblich alles müssen Partner, ob hetero- oder homosexuell, heute ausdiskutieren, begründen, vereinbaren! Nichts ist mehr selbstverständlich. Da überdies

Frauen in Konsequenz und Ausformung des Grundgesetzes juristisch gleichberechtigt sind und millionenfach Bildungs- und Berufschancen realisieren, die, bei allen Widersprüchen, früheren Frauengenerationen als Utopie erschienen wären, steht in der privaten Beziehung alles zur Diskussion und Disposition: Arbeitsplatz, Umschulung, Teilzeitarbeit, Kinderversorgung, Umzug, Berufswechsel, vorübergehende Arbeitslosigkeit etc.

Das Soziologenehepaar Beck und Beck-Gernsheim formuliert diese Individualisierung und Flexibilisierung der Lebensführung so: »Frauen und Männer sind heute auf Zwangssuche durch Ehe ohne Trauschein, Scheidung, Vertragsehe, Ringen um Vereinbarkeit von Beruf und Familie, Liebe und Ehe, um ›neue‹ Mutterschaft und Vaterschaft, Freundschaft und Bekanntschaft hindurch. Das alles ist unwiderruflich in Bewegung geraten.«

Das Epochenbewusstsein ist unmetaphysisch geworden. Der große portugiesische Denker und Dichter Fernando Pessoa (1888–1935) hat diese agnostische, das eigene Unwissen über die Seinsbedingungen reflektierende Haltung schon vor den Existenzphilosophen in seinem ›Buch der Unruhe‹ formuliert: »Ich betrachte das Leben als eine Herberge, in der ich verweilen muss, bis die Postkutsche des Abgrunds eintrifft. Ich weiß nicht, wohin sie mich führen wird, weil ich gar nichts weiß. Ich kann diese Herberge als ein Gefängnis betrachten, weil ich gezwungen bin, in ihr zu warten; ich kann sie auch als einen Ort der Geselligkeit ansehen, weil ich hier anderen Menschen begegne.« Pessoa war es auch, der die Rollenvielfalt der modernen Persönlichkeit erkannte: »Jeder von uns ist mehrere, ist viele, ist ein Übermaß an Selbsten ... In der weitläufigen Kolonie unseres Seins gibt es Leute von mancherlei Art, die auf unterschiedliche Weise denken und fühlen.«

Liebe und Bindung, Nähe und Distanz, Autonomie und Gemeinsamkeit geraten in dieser verwirrenden Vielfalt unserer pluralen Lebensformen unter völlig neue Vorzeichen. Neben der Verunsicherung und Orientierungslosigkeit, über welche die konservativen Kulturkritiker und die Kirchen so bitterlich einseitig lamentieren, ergeben sich mit der »Verhandelbarkeit« des Lebens und der Liebe aber auch neue Chancen und faszinierende Impulse der Mündigkeit. Die Soziologen Beck und Beck-Gernsheim rühmen sie fast poetisch: »Die Individuen selbst, die zusammenleben wollen, sind, oder genauer, *werden* mehr und mehr die Gesetzgeber ihrer eigenen Lebensform, die Richter ihrer Verfehlungen, die Priester, die ihre Schuld wegküssen, die Therapeuten, die die Fesseln der Vergangenheit lockern und lösen. Aber auch die Rächer, die Vergeltung üben an erlittenen Verletzungen. Liebe wird eine Leerformel, die die Liebenden selbst zu füllen haben.«

Partnerschaft als Leerformel, die wir Liebenden selbst zu füllen haben. Das ist es. Deshalb ist in dieser Situation nichts anachronistischer und nichts tödlicher als die Sprachlosigkeit eines Paares. Wo gesprochen werden muss, im immer neu Aushandeln der Beziehung und des beiderseitigen Glücks, ist Schweigen dumm und lebensgefährlich. »Qui tacet, consentire videtur«, sagten die Römer: Wer schweigt, scheint zuzustimmen – seinem eigenen Unglück?

Wir Männer sind meist gusseiserne Schweiger. Wir verbauen uns damit die Chance, uns selbst und die Partnerin zu verstehen, uns und die Partnerschaft zu entwickeln. Frauen sind diese Unbeweglichkeit und Schweigsamkeit des Mannes so leid, dass sie inzwischen über 60 Prozent aller Scheidungen hierzulande beantragen. Insofern erscheint mir das Wachsen der Scheidungsrate nicht einfach als ein Symbol des Verfalls, sondern weit mehr als ein Signal weiblichen Widerstands im Speziellen und als ein »Zeichen eines kollektiven Aufbruchs in neue, experimentelle Formen des Zusammenlebens« (Beck/Beck-Gernsheim) im Allgemeinen: »Die Frage nämlich, wie Beruf und Elternschaft, wie Gleichheit, Freiheit und Gerechtigkeit, wie Vertrauen, Liebe, Sexualität, Erotik und häusliche Arbeitsteilung ohne die *große* Vereinfachung, für die ›Familie‹ einmal stand, gelebt werden können, hat keine Generation zuvor beantworten müssen.«

Bei dem liberalen Historiker und Publizisten Sebastian Haffner habe ich in dem (undatierten) Essay ›Sterben der Ehe‹ zu diesem Komplex Gedanken gefunden, die mich trotz ihres pessimistischen Grundduktus beeindrucken: »Die Ehe alten Stils war keine Glücksquelle, aber niemand erwartete das von ihr. Die Ehe heutiger Prägung ist nächst dem Krieg die größte existierende Unglücksquelle, und zwar gerade deswegen, weil sie jetzt als obligatorische Lebenserfüllung deklariert ist.« Haffner hält das Paradoxon der bürgerlichen Ehe fest: »Es ist nicht geleugnet, dass lebenslängliches monogames Liebesglück unter besonders gut zueinander passenden ... Naturen vorkommen kann ... Aber das als eine allgemeine Norm aufzustellen und ihre Erfüllung allgemein zu erwarten oder zu verlangen heißt, jedem Menschen eine Weltrekordleistung zuzumuten oder jedem Spieler in einer Lotterie den Gewinn des großen Loses zu versprechen. Eine glückliche Ehe, das heißt nicht glückliche Eheleute. Damit eine Ehe glücklich bleibt, müssen sich meist beide Ehegatten gutmütig damit abfinden, für ihre jeweilige Person auf Glück zu verzichten.«

Haben wir ein Recht auf Glück in der Beziehung? Haffner registriert trocken: »Auf Glück zu verzichten ist in einer Zeit, in der sich so viele Wünsche erfüllen lassen, häufig eine nicht akzeptable Forderung. So ist es alles andere als verwunderlich, dass mit dem Glück experimentiert wird. Das Stichwort heißt alternative Lebensformen.«

Schweigen kann die grausamste Lüge der Partnerschaft sein. Schweigen ist, um es zu wiederholen, Männersache. Der Hamburger Psychotherapeut Will Niewisch beobachtet: »Männer reduzieren sich selbst auf das Rascheln der Zeitung im Wohnzimmer. Ansonsten sind sie von der Bildfläche verschwunden.

Die sind einfach weg. Tauchen unter in Kellern oder Bastelräumen, hauen ab in Kneipen oder Baumärkte, nur um nicht mit Frau und Familie kommunizieren zu müssen.«

Fast alle Männer – ich nehme mich da nicht aus – neigen in ihrer Lebensgeschichte zu Alkoholmissbrauch. Die Zahlen sind alarmierend. Alkohol und Tabak kosten in Deutschland jedes Jahr der Einwohnerschaft einer mittleren Großstadt das Leben. Durch Rauchen sterben rund 140 000 und durch Alkohol mehr als 73 000 Bundesbürger. »Missbrauch und Abhängigkeit von Drogen und Suchtmitteln aller Art haben sich auf extrem hohem Niveau eingependelt«, bilanzierte der Vorsitzende der Deutschen Hauptstelle für Suchtfragen (DHS), Jobst Böning, bei der Vorstellung des ›DHS-Jahrbuchs Sucht 2002‹. Rund 1,6 Millionen Deutsche gelten als alkoholabhängig, einige Millionen bewegen sich im Vorfeld der Sucht. Frauen neigen stärker zur Medikamentenabhängigkeit: 1,5 Millionen Menschen sind von dieser verdeckten Sucht betroffen. Und natürlich sind alle Süchte Beziehungskiller.

Nicht nur das Schweigen, auch die Weigerung, die überholten männlichen und weiblichen Rollenstereotype zu verlassen, bedeutet die Agonie einer lebendigen Beziehung. Was den Mann, diesen emotionalen Gletscher, angeht, so habe ich mich in meinem Buch ›Reine Männersache‹ ausführlich mit dem beschädigten maskulinen Bausatz auseinander gesetzt. Warum muss dem Mann fast jedes Stück Gleichberechtigung mit Gewalt unter dem Hintern hervorgezerrt werden?

Wenn der Aufbruch weg vom Kriegszustand zwischen den Geschlechtern hin zu einer Geschlechterdemokratie gelingen soll, müssen wir Männer unsere meist getarnte Abwehrposition verlassen. Wir dürfen lernen, über unsere Gefühle zu sprechen, Traurigkeit und Tränen zuzulassen, unsere Bedürftigkeit offen zu legen. Um Hilfe zu bitten, Angst zu zeigen, brüderliche Nähe zu anderen Männern zu genießen, einen Freund zu gewinnen und ihn umarmen zu können, Berührung und Weiblichkeit in unsere männliche Seele zu integrieren – das alles ist unsere Aufgabe und Chance nach dem Übergang ins neue Jahrtausend. Sonst bleibt es bei dem grimmigen Aphorismus, den der Wiener Satiriker Karl Kraus am Beginn des letzten Jahrhunderts über das »starke Geschlecht« prägte:

Gott nahm vom Weib die Rippe,
baute aus ihr den Mann,
blies ihm den lebendigen Odem aus
und machte aus ihm einen Erdenkloß.

»Das größte unterentwickelte Land der Welt«, meint der amerikanische Theologe Sam Keen in seinem wundervollen Männerbuch ›Feuer im Bauch‹, »liegt in der Psyche erfolgreicher Männer.« Und weiter: »Wenn Männer, die ihre entscheidenden Jahre mit lauter nach außen gerichteten Aktivitäten verbracht haben, zum ersten Mal den Blick in ihr Inneres lenken, in das Unbekannte ihrer Seele, dann stoßen sie sehr bald auf eine große Leere – ein ödes, weites Nichts.«

Wir Männer waren doch alle einmal offene, verspielte Jungen. Was können wir für unsere »Wiedergeburt« tun? Kein Karma, keine Angst. Aber wie wäre es, ganz irdisch in einer Männergruppe oder einer Männer-Frauen-Gruppe mit dem verschütteten Selbst in Kontakt zu kommen? Das erfordert allerdings mehr Mut als Bungee-Springen. Aber es enthärtet, wärmt und entwickelt uns Männer, wie ich in mittlerweile über hundert Gruppen beobachten konnte, glückhaft tief. »Seit ich in einer Wochenendgruppe war«, gestand mir ein sechzigjähriger Mann, »sehe ich mich kritischer, liebe ich mich mehr und lerne ich auszusprechen, was in mir vorgeht – meine Frau kann den Wandel noch nicht fassen.«

Als Mann fühle ich mich nicht sonderlich wohl, Frauen Empfehlungen zu geben, aber als Therapeut stolpere ich förmlich über die typischen weiblichen Rollen. Der Berliner Psychotherapeutin Irmgard Hülsemann folgend, möchte ich als entscheidende Wundstelle das Phänomen der »weiblichen Leere« nennen. Irmgard Hülsemann hat unter anderem die beiden unbedingt zu empfehlenden, aufrüttelnden Frauenklassiker ›Mit Lust und Eigensinn‹ und ›Ihm zuliebe‹ geschrieben.

»Weibliche Leere« – das bedeutet natürlich nicht, dass Frauen gehaltloser oder gar dümmer als Männer sind. Doch lassen wir Irmgard Hülsemann selbst sprechen, die ich dazu interviewt habe: »Diese Leere beinhaltet, dass Frauen im traditionellen Werte- und Erziehungssystem nicht zugebilligt wird, eine autonome Persönlichkeit zu entwickeln. Ein Mädchen wird, direkt oder indirekt, immer noch mit der perspektivischen Maxime erzogen: Das Eigentliche und Wesentliche in deinem Leben wird später stattfinden – wenn die Verbindung zum Mann gezogen wird. Frausein wird damit als eine Vorstufe von Menschsein, als Anhängselsein, als ›Frau von‹ definiert.« Die Konsequenzen für die Frau sind nach Hülsemann meist verheerend: »Frauen neigen nach diesem Moralkodex und Erziehungsschema dazu, sich in vorauseilendem Gehorsam bereitzuhalten für die Ansprüche des Mannes, der künftigen Kinder, ja für die Pflege von Menschen überhaupt. Im gleichen Atemzug verzichten sie darauf, einen eigenen Raum zu besetzen, Ziele ins Auge zu fassen, scharfe Konturen zu bilden, sich mit eigenen Inhalten zu füllen.«

Dabei kommt Frau nicht daran vorbei, sich selbst »über die Mühsal der Emanzipation« zu realisieren, wie die Psychoanalytikerin Margarete Mitscherlich in ihrem gleichnamigen Buch anmahnt: »Wir müssen uns nicht nur gegen den Mann, wir müssen uns auch gegen uns selbst durchsetzen, gegen unsere früh eingebläuten Fantasien, unsere durch Erziehung verbogenen Wünsche, die uns von Kind an eingetrichterten ›männlichen‹ und ›weiblichen‹ Wertvorstellungen, die wir nur allzu geneigt sind, kritiklos zu verinnerlichen.«

Ich habe, um das als Mann hinzuzufügen, die bösartige Diffamierung selbstbewusster und kämpferischer Frauen als »Emanzen« satt. Ich wünsche jedem Mann eine emanzipierte Frau. Ohne starke Frauen werden sich Männer nicht freiwillig ändern. Waffengleichheit und Satisfaktionsfähigkeit sind zwischen Frauen und Männern angesagt. Wie oft erlebe ich Männer um die Fünfzig, die sich in eine flotte Berufskollegin verlieben, weil die brave Frau zuhause, die sie »Mutti« (!) nennen, langweilig geworden ist. Dabei haben sie selbst dazu beigetragen, die einst neugierige junge Frau zur Glucke zu domestizieren!

Paararbeit ist sinnlos, wenn Männer nicht ihre Männerrolle, Frauen nicht ihre Frauenrolle überdenken und ändern. Männern empfehle ich dazu gerne, ›Eisenhans‹ von Robert Bly zu lesen, die Interpretation eines Grimmschen Märchens als humane Männerutopie. Frauen lege ich Clarissa Estés' ›Wolfsfrau‹ ans Herz. »Der Glaube an sich selbst liegt allem zugrunde«, heißt es in diesem Frauenbuch der Lateinamerikanerin: »Ich habe gelernt, dass man Freiheit und Unabhängigkeit nicht von anderen erhalten kann – nicht von der Gesellschaft, nicht von Männern –, sondern dass man sich nur mühevoll von innen zur Freiheit entwickeln kann. Natürlich muss man einen Preis dafür bezahlen. Wir müssen unsere Abhängigkeiten aufgeben, die wir wie Krücken benutzt haben, um uns sicher zu fühlen. Aber dieser Tausch ist nicht wirklich gefährlich. Die Frau, die an sich selbst glaubt …, ist realistisch, sie steht mit beiden Beinen auf der Erde und sie liebt sich selbst. Sie ist die befreite Frau.«

Wo Männer ihre männlichen Untugenden wie Härte, Unterwerfung und Machtausübung revidieren und wo Frauen die Untugend ihrer falschen Friedfertigkeit gegenüber dem militanten männlichen Kosmos aufkündigen und ungehorsam werden, da dürfte es um die Zukunft unseres bedrohten schönen blauen Planeten besser stehen. Bürgerkrieg zu zweit oder Aufbruch zu neuen Ufern – das sind intime und globale Zusammenhänge. Wo wir im kleinen Lebenskreise streit-, friedens- und entwicklungsfähig werden, werden wir es auch im öffentlichen Bereich. Das Private ist politisch, das Politische immer auch privat.

Wenn Mann und Frau auch auf dem gleichen Kissen schlafen,
so haben sie doch unterschiedliche Träume.
Mongolisches Sprichwort

Unsere Charaktere – unsere Beziehung

Zu jeder Seele gehört eine andere Welt;
für jede Seele ist jede andere Seele eine Hinterwelt.
Zwischen dem Ähnlichsten gerade
lügt der Schein am schönsten.

Friedrich Nietzsche: Also sprach Zarathustra

Dass wir es mit einem Partner, einer Partnerin über Jahrzehnte aushalten, das ist ein Phänomen, das fast ein Wunder darstellt. Oft vermögen wir es eigentlich auch nicht. Wir verdecken diese Unmöglichkeit damit, dass wir umgekehrt auch nicht fähig sind auseinander zu gehen. Warum ist das so?

Betrachten wir den Menschen einmal charakterkundlich, so stellt er eine letztlich unteilbare Einheit, ein In-divi-duum, ein Nicht-mehr-zu-Teilendes, dar. Jeder Mensch ist ein Unikat, ein Solitair. Das ist grandios. Das ist aber auch die Quelle seiner existenziellen Einsamkeit, Sperrigkeit und Tragik.

Philosophie wie Tiefenpsychologie diagnostizieren übereinstimmend die Isolation und Eigengesetzlichkeit jedes Individuums. Der dänische Philosoph Kierkegaard spricht von der »Angst, die es kostet, auszuhalten, ein Individuum zu sein«. Nietzsche wiederum beschwört die Ambivalenz, die Widersprüchlichkeit der Einsamkeit. »In der Einsamkeit«, notiert er in ›Menschliches, Allzumenschliches‹, »frisst sich der Einsame selbst auf, in der Vielsamkeit fressen ihn die Vielen auf.« In ›Morgenröte‹ rühmt der Philosoph den Segen der Einsamkeit, »damit das Wasser aus dem Brunnen des Selbst ans Licht kann«.

Die Tiefenpsychologie des 20. Jahrhunderts zeigt uns, dass jeder menschliche Charakter eine Mitgift ebenso wie eine Hypothek enthält. Charakter ist Chance und Gefährdung. Jeder hat jedoch seinem eigenen Charakter gegenüber einen blinden Fleck. Er nimmt ihn nicht wahr. Mehr noch, jeder von uns meint unwillkürlich, die eigene Art, die Welt zu sehen, sei die allgemein gültige, natürliche und selbstverständliche Sichtweise. Wir sehen uns sozusagen nicht aus der Position der Exzentrizität. Wir blicken uns nicht bei unserem geschäftigen Treiben über die Schulter.

Wenn ich ein Pessimist bin, so sehe ich das Glas »halb leer«. Bin ich ein Optimist, freue ich mich an dem »halb vollen« Glas. Ich komme dabei nicht auf die Idee, dass mein Gegenüber unsere gemeinsame Welt anders wahrnimmt. Dabei ist jeder, man möchte fast sagen, in seine Charakterbildung zementiert. C. G. Jung schreibt 1921 am Ende seiner Charakterlehre ›Psychologische Typen‹: »Es ist eine Tatsache, die mir in meiner praktischen Arbeit immer wieder überwältigend entgegentritt, dass der Mensch nahezu unfähig ist, einen anderen Standpunkt als seinen eigenen zu begreifen und gelten zu lassen ... In wichtigen Dingen ... und besonders in solchen, wo die Ideale des Typus in Frage kommen, scheint eine Verständigung meist zu den Unmöglichkeiten zu gehören.«

Wir akzeptieren theoretisch die Maxime, den anderen zu nehmen, wie er/sie ist. Tatsächlich ist das außerordentlich schwer. Denn der andere scheint in seiner Andersartigkeit die Legitimität unserer eigenen Existenz- und Wahrnehmungsform zu negieren. Er stellt sie zumindest in Frage. Er/sie erscheint uns gelegentlich, vor allem in schweren Konfliktsituationen, wie ein Sendbote von fernen Sternen, manchmal auch wie ein wahrer Teufel. Warum ist er immer so kühl? Warum klammert sie so viel? Warum rutschen ihm so depressive Ansichten heraus? Warum ist sie so zwanghaft? Warum spielt dieser erwachsene Mann immer noch den Klassenclown? Warum ist er so engherzig und geizig? Warum mag sie keine Tiere? Warum ist er so maulfaul? Warum weint sie bei jeder Kleinigkeit? Warum liebt der Kerl seinen Computer mehr als mich? Warum schminkt sie sich eine geschlagene Stunde lang im Badezimmer? Warum brütet er dumpf vor sich hin? Warum quasselt sie zwei Stunden mit ihrer Freundin?

C. G. Jung schlägt in der genannten Typenlehre eine Art Waffenstillstand zwischen den Kontrahenten vor: »Eine Basis zur Schlichtung des Streits der Auffassung könnte nach meiner Überzeugung die Anerkennung von Typen der Einstellung sein, aber nicht nur der Existenz solcher Typen, sondern auch der Tatsache, dass jeder in seinem Typus bis zu dem Grade befangen ist, dass er des völligen Verständnisses eines anderen Standpunktes unfähig ist.« Der große Schweizer Psychoanalytiker betont: »Die Existenz von Typen zu leugnen hilft nicht gegen die Tatsache ihres Daseins.«

Spätestens in Krisen, in denen wir uns ungeschützt und seelisch nackt gegenüberstehen, stoßen wir schmerzhaft auf das Fremde zwischen uns. Wir erzählen dann einem Freund oder einer Freundin: »Mein Partner ist mir ganz fremd geworden.« Und: »Das hätte ich ihm nie zugetraut.« Oder: »Ich entdecke ganz neue Seiten an ihm.« Genau die Krise ist es auch, die uns unsere eigenen problematischen Aspekte entdecken lässt. Da sagt uns nämlich plötzlich ein Freund, den wir ins Vertrauen gezogen haben: »Du musst dich auch ändern! Das wollte ich dir schon lange einmal sagen. Du bist ganz schön stur und verbissen, manchmal auch kleinkariert.« Oder: »Wenn ich mal ehrlich zu dir sein darf, sei mir jetzt nicht böse, du bist ja sehr tüchtig und zuverlässig. Auf dich kann man bauen. Aber gefühlsmäßig bist du ein Eisschrank.« Wir entdecken den eigenen Anteil an der Beziehungskrise.

Wir beginnen aber auch zu begreifen, was uns am Partner verrückt macht. Dass er in depressive Rückzüge geht. Dass er keine klaren Konturen hat. Dass man diesen Pudding nicht an die Wand nageln kann. Oder dass er sich chronisch zumacht wie eine Auster und nicht das leiseste Gefühl preisgibt; dass er einen nicht spontan in den Arm nimmt. Dass sie eine Rechthaberin voller Putzsucht, Nörgelei und unerträglichem Perfektionismus ist. Dass er aus seinem ganzen Leben eine Show macht, der Welt sein wahres Inneres nicht zeigt, sondern immer nur den Strahlemann und Mutters Sonnenschein spielt.

Nun wird es ernst. Wir spüren plötzlich, wie die Charakterrüstungen uns beide niederdrücken. Jetzt ist aber auch die Chance, angesichts der schweren Krise unserer Beziehung, der Erbitterung und den Trennungsimpulsen die Arbeit am Charakter zu beginnen und den steinigen Weg einer seelischen Metamorphose zu betreten: die Verschlossenheit oder die Kleinkariertheit, die weibliche Opferhaltung oder die männliche Inszenierung über Bord zu werfen, wahrhaftiger zu werden und das noch nicht Gelebte in uns zuzulassen. »Eine Schlange, die sich nicht häutet«, sagt Nietzsche, »stirbt.«

Im Gegensatz zu der einer Schlange ist die menschliche Häutung oft qualvoll und sie dauert Jahre. Vor allem aber gehorcht Charakterentwicklung neben den positiven Anstößen der Liebe den Gesetzen des Leidensdrucks. C. G. Jung dazu: »Ohne Not verändert sich nichts, am wenigsten die menschliche Persönlichkeit. Sie ist ungeheuer konservativ, um nicht zu sagen inert (träge, faul – M. J.). Nur schärfste Not vermag sie aufzujagen. So gehorcht auch die Entwicklung der Persönlichkeit keinem Wunsch, keinem Befehl und keiner Einsicht, sondern nur der Not; sie bedarf des motivierenden Zwanges innerer oder äußerer Schicksale.«

Jeder von uns besitzt also einen eigenen Charakter. Das klingt wie eine Banalität und nicht sonderlich aufregend. Es ist jedoch die brisanteste Ausstattung, die uns das Leben mitgegeben hat. Um es genauer zu sagen, die Kindheit, vor allem die ersten Jahre unserer Existenz, sind die Prägestöcke unserer späteren erwachsenen Persönlichkeit. »Jeder bekommt seine Kindheit über den Kopf gestülpt wie einen Eimer«, heißt es in dem Roman ›Ein Mord, den jeder begeht‹. Sein Autor, Heimito von Doderer, fährt fort: »Später erst zeigt sich, was darin war.

Aber ein ganzes Leben lang rinnt das an uns herunter, da mag einer die Kleider oder auch Kostüme wechseln, wie er will.« Einfach gesagt: Sage mir, welche Nöte und Beglückungen du als Kind erlebt hast, und ich sage dir, wer du bist.

»Erkenne dich selbst«, so lautete der Wahlspruch des Tempels in Delphi vor rund dreitausend Jahren. Goethe knüpfte daran an, als er einmal schrieb: »Der Mensch kennt sich selbst, insofern er die Welt, und die Welt, insofern er sich selbst kennt.« Auf die Problematik des sprachlosen Paares übertragen, könnte man sagen: »Ich kenne mich selbst, insofern ich unsere Beziehung kenne, und ich kenne unsere Beziehung, insofern ich mich selbst kenne.« Wage ich die psychonautische Raumfahrt in die Galaxien meines Seelenkosmos nicht, so bleibe ich unwissend und bin auch nicht in der Lage, den Stern des Partners zu erkunden.

Ein Paar, das es ernst mit sich und seiner Liebe meint, sollte einmal das grandiose Buch des deutschen Psychotherapeuten Fritz Riemann lesen ›Grundformen der Angst‹. Der Autor legte es 1961 vor, rund 700 000 Leser haben es bislang erworben. Riemanns ›Grundformen der Angst‹ – wir verkaufen es täglich in unserem Buchladen im Dr.-Max-Otto-Bruker-Haus – basiert auf Sigmund Freuds Studien zum Unterbewussten und seiner Neurosenlehre. Es ist die wissenschaftliche Charakterologie, die von den meisten Psychotherapeuten in Deutschland bei ihrer Arbeit genutzt wird. Ich habe noch selten ein ergreifenderes, warmherzigeres und scharfsinnigeres psychologisches Lehrbuch gelesen. Es erging mir wie vielen Leserinnen und Lesern – ich dachte beim Studium mancher Kapitel mit einem fast süßen Erschrecken: »Woher kennt der Riemann dich? Das hat er doch für dich geschrieben!«

Riemann konstatiert, dass es, grob gesprochen, vier Grundtypen des Charakters bei Männern und Frauen gibt. Sie sind selten in Reinkultur vorzufinden. In der Regel stellen wir eine Charaktermischung dar, allerdings ist meist ein Charaktertypus dominant, das heißt vorherrschend. Jede Charakterbildung reagiert, so Riemann, auf die Ängste der Kindheit. Sie ist eine ausgleichende, in schweren Fällen auch eine krankhaft überkompensatorische Leistung. Sie ist Schutzmechanismus, Korsett und Wahrnehmungsbrille zugleich.

Angst, sagt Riemann, ist ein Existenzial, eine Grundbefindlichkeit des Lebens. Auch die liebsten Eltern der Welt können dem Kind Angst nicht ersparen. Die Geburt ist eine schwere Angstpartie. Das Zahnen, das Laufenlernen, die Rivalität mit Geschwistern, die Eifersucht auf Vater und Mutter, das Sicheinfügen in den Kindergarten, das Benotetwerden in der Schule, Krankheiten, das Von-anderen-Kindern-geschlagen-Werden, Minderwertigkeitsgefühle. Alle diese Ängste und die Notwendigkeit ihrer Verarbeitung führen uns zu vier verschiedenen Pesönlichkeitsstrukturen oder, wie Riemann sagt, zu »vier Arten des In-der-Welt-Seins«. Riemann: »Je ausgeprägter und einseitiger die ... Persönlichkeitsstrukturen sind, desto wahrscheinlicher ist es, dass sie auf Grund frühkindlicher Entwicklungsstörungen entstanden sind.«

Riemann stützt sich in seinem – auch und besonders für Laien lesenswerten – Werk auf Sigmund Freud, der in seinen ›Vorlesungen zur Einführung in die Psychoanalyse‹ konstatierte: »Es steht außer Frage, dass das Problem der Angst ein Knotenpunkt ist, an dem die verschiedenen und wichtigen Fragen zusammentreffen, ein Rätsel, dessen Lösung zwangsläufig eine Lichtflut auf unsere ganze geistige Existenz werfen würde.«

Jeder Mensch erfährt, sagt nun Riemann, seine ureigene individuelle Form der Angst, »die zu ihm und zu seinem Wesen gehört, wie er seine Form der Liebe hat und seinen eigenen Tod sterben muss«. Der Philosoph Arthur Schopenhauer formuliert in seinen ›Aphorismen zur Lebensweisheit‹ diese unentrinnbare Fessel der Individuation, der je eigenen Ich-Bildung mit den Worten: »Bei gleicher Umgebung lebt doch jeder in einer anderen Welt.« Als Kind und Heranwachsender schützen wir uns gegen diese Fülle der auf uns eindringenden Ängste mit einer reaktiven Charakterbildung. Wir haben die unbewusste Wahl, vier mögliche Charakteroptionen zu ergreifen, um unserer Angst Herr zu werden und unseren »Stoffwechsel« mit der Welt zu organisieren. Wir können uns eine *schizoide,* eine *depressive,* eine *zwanghafte* oder eine *hysterische* Charakterstruktur aneignen.

Diese Begriffe sind von Riemann nicht denunzierend, nicht als psychopathologische Diagnosen gemeint, sondern als Charakterformen jenseits von Gut und Böse. Sie sind keine unveränderbaren, starren Größen. Der humanistische Entwicklungspsychologe Riemann stellt vielmehr fest: »Nicht nur weil ich einen bestimmten Körperbau habe, bin ich so oder so, sondern weil ich eine bestimmte Einstellung, ein bestimmtes Verhalten zur Welt, zum Leben habe, das ich aus meiner Lebensgeschichte erworben habe, prägt das meine Persönlichkeit und verleiht mir bestimmte strukturelle Züge. Was daran schicksalhaft ist ..., ist in gewissen Grenzen durch uns selbst zu gestalten, kann verändert werden.«

Die Charakterkenntnis ist besonders für die Partnerschaft lebensnotwendig. Michael Lukas Moeller warnt in ›Worte der Liebe‹: »Die Paare kennen sich nicht und äußern sich nicht. Die resultierende Bewusstlosigkeit für die eigene Beziehung bewirkt eine täuschende Sicherheit.«

Der schizoide Partner

Was bin ich also in der Beziehung für ein Partner, wenn ich »schizoid« bin? Bereits als Kind habe ich lernen müssen, meine Gefühle, meine Sehnsüchte, meinen Drang zu weinen, den Ausdruck meiner Ängste und Freuden abzuspalten (altgriechisch »schízein« = spalten) und hinter einer dicken Panzerung zu verstecken. Ich habe mich als ungeliebt und unerwünscht empfunden. Mir wurden Hautkontakt und Schmusen verwehrt. Meine Eltern waren kühl und kontrolliert. Mir wurde immer gesagt: »Ein Junge weint nicht!« Oder, wie mir eine Klientin berichtete: »Uschi, du musst tapfer sein!« Ich musste schmerzhaft begreifen, dass es gefährlich ist, wenn ich meine Gefühle zeige. Gefühle waren in meinem Elternhaus eine Fremdsprache. Ich habe weder ihre Grammatik noch ihre Vokabeln gelernt.

Erwachsen geworden, bin ich ein schizoid-verschlossener Mensch und habe eine Grundangst vor Selbsthingabe und Preisgabe meines Inneren. Mein Credo lautet: »Ich bin, weil ich unabhängig bin.« Ich rufe den Menschen sozusagen zu: »Lasst mich in Ruhe. Ich brauche euch nicht. Ich traue euch nicht. Ihr habt mir noch nie geholfen. Ich bin ein einsamer Wolf. Ich habe alles selbst im Griff.«

Männer werden heute noch, von den schizoid-zwanghaften Gesellschaftsformationen der NS-Zeit oder der Dinosaurierherrschaft des DDR-Politbüros einmal abgesehen, überwiegend zum gefühlsarmen Typus erzogen. Was das Elternhaus an Gefühlsverpanzerung nicht geschafft hat, das schafft unter Garantie die Männerclique, die Schule, die Bundeswehr: Angst vor Hingabe, Angst vor Bindung, Angst vor Nähe, vor allem aber die Denunziation des Weichen als »weibisch«. Der frauenfeindliche Impuls dieser Dressur ist unübersehbar.

In der Partnerschaft will ich als schizoider Mensch so unabhängig und autonom (wörtlich: selbst Gesetze setzend) wie möglich sein. Ich strebe danach, in allen Situationen der Dominierende zu sein. Meine Augen sind flink und immer prüfend, meine Emotionen stammen aus dem Eisfach. Ich weiß wenig von den Gefühlen anderer. Ich bin unempathisch, das heißt nicht einfühlsam. In mir lauern Unsicherheit und Angst. Die Wunde des Ungeliebten brennt in mir. Weil ich nicht glaube, liebenswert zu sein, verlege ich mich darauf, die Welt mit überdurchschnittlicher Intelligenz zu meistern.

Ob Mann oder Frau, als schizoider Partner bin ich kontaktkarg. Ich verstecke mich hinter gefühlsarmen, sachbezogenen oder autoritären Berufen, sei es als Computerfachmann, Richter, Polizist oder als spröde Sachbearbeiterin, kühle Managerin des Beruflichen wie des Privaten. Ich lasse mich ungern anfassen. Ich weiche innerlich vor Berührung zurück. Ich bin gleichsam eckig und fremd in meinem Körper. Ich weine nicht. Ich zeige wenig Gefühle. Ich bin wortarm. Der Satz »Ich liebe dich« ist eine Rarität in meinem Munde. Ich bin ein rationaler Typ, im Humor eher zynisch oder ironisch überlegen, gelegentlich schneidend aggressiv, kurz, ich bin ein Kaltblütler. Wie ein Guppi im Aquarium ziehe ich lautlos meine Kreise. Von einem Schizoiden wie mir holt sich mein Partner leicht Frostbeulen. Das tut mir manchmal selbst weh. Aber ich kann nicht anders.

Wie bin ich als Schizoider in der Sexualität? Ich kann sie kaum in meine Persönlichkeit integrieren. Wie denn auch! Sexualität ist Auflösung von Kontrolle, ist Ekstase. Das Wort »Ekstase« stammt vom altgriechischen Verb »ektítemi«, das »aus sich heraustreten« bedeutet. Sexualität ist Auflösung, Stammeln, ist dionysisch, ist Gefühl pur, ist holder Wahnsinn. Das fürchte ich als Schizoider! Ich habe auch Angst, mich in einem alkoholischen Rausch zu verlieren und möglicherweise mein wahres Antlitz, meine »Schattenpersönlichkeit« (C. G. Jung), also mein Ungelebtes und im Untergrund Schlummerndes, unfreiwillig zu offenbaren. Wenn mir der alkoholische »Filmriss« passiert, dann frage ich am nächsten Morgen entsetzt: »Um Gottes Willen, habe ich mich daneben benommen?!« Mein Gegentypus, der hysterisch inszenierende Mensch, würde fragen: »Ich war ganz schön beduselt – kann das sein, dass ich nackt auf dem Tresen getanzt habe? Wie war ich?!«

Zu meinem Partner bleibe ich, zu dessen Leid, kühl und distanziert. Ich neige dazu, alles zu analysieren, gefühlige Stimmungen abzublocken. Ich bin scharfsinnig, aber ich spreche ohne innere Beteiligung. Ich helfe dir, dein Problem auf der

Sachebene zu lösen, aber ich nehme dich dabei nicht in die Arme – was soll die Gefühlsduselei! Ich spüre eine Scheu vor deiner positiven Zuwendung und wehre sie ab. Meinen gefühlswärmeren Partner beurteile ich eher von oben herab. Ich verstehe seine Art letztlich nicht. Ich zeige mich indifferent, unverletzlich und emotional unerreichbar. Mir fehlt das, was Riemann die »synthetisierende Kraft des Liebesvermögens« nennt.

Habe ich einen depressiv gefärbten Partner, so kann ich dessen Warmherzigkeit nicht richtig annehmen, beim hysterisch gefärbten Partner nicht dessen hinreißende Spontaneität und Farbigkeit. Mit einem zwanghaft strukturierten Partner werde ich wohl noch am besten auskommen, da trifft Rationalität auf Rationalität. Gerade auf den schizoid strukturierten Menschen könnte das bittere Wort von Tennessee Williams zutreffen: »Niemand lernt jemals jemanden kennen. Wir sind alle zu lebenslänglicher Einzelhaft in unserer Haut verurteilt.«

Stark bin ich als schizoider Partner dagegen in meiner Ich-Bildung. Ich besitze ein scharf konturiertes Ego. Ich sage realistisch: »Ich bin ich und du bist du. Zwischen uns ist ein Abstand. Das akzeptiere ich.« Ich bin illusionslos, leistungsstark, unabhängig. Ich klammere nicht. Ich langweile mich nicht allein. Ob es ein Wochenende, ein Urlaub oder mein ganzes Leben ist, ich bewältige es aus eigener Kraft. Ich bin verlässlich.

Es ist nicht so, als ob der Schizoide nicht lieben würde. Das scheint oft nur so. Tatsächlich zeigt er Liebe, wie Juristen es formulieren würden, »konkludent«, das heißt praktisch im Tun. Sie putzt, kocht, backt und organisiert von morgens bis abends zäh und perfektionistisch für ihre »Brut«; er strampelt sich im Beruf ab, repariert das Eigenheim bis zur letzten Fußleiste, legt Gelder für die Ausbildung der Kinder an, wappnet die Seinen gegen alle Fährnisse des Lebens. Beide sind von kühler, aber zementhafter Treue. Das ist die schizoide Art der Liebe …

Schizoide Menschen flößen einem leicht etwas Angst ein. Sie sind immer so cool, so souverän, so über alle Gefühle erhaben. Schizoide Frauen haben leicht Züge der »eisernen Maggie«, der früheren britischen Premierministerin Maggie Thatcher, in einem unguten Sinne männlich also.

Partner eines schizoiden Menschen können sich von diesem durchaus eine Scheibe Selbstständigkeit, Ich-Stärke und Lebensbewältigung abschneiden. Aber sie werden sich immer schwer tun mit der Gefühlssprödigkeit und äußeren Unanfechtbarkeit dieser sozusagen »juristischen Persönlichkeit«. Schizoide Menschen haben eine Lebenstechnik entwickelt, durch die sie nichts mehr wirklich an sich heranlassen. Sie können manchmal ganz schön arrogant und unnahbar, Skeptiker und Zyniker sein. In ihrer affektlos-kühlen Sachlichkeit wirken sie gelegentlich wie Eiszapfen. Andererseits sind sie kritisch, unbestechlich, klar und kompromisslos, unabhängig und stolz.

In der Partnerschaft muss ich als Schizoider lernen, mich zu öffnen, meine »anima«, meine weibliche Seele, zu entdecken und leben zu lassen. Habe ich als Mann eine schizoide Struktur, so sollte ich unbedingt einmal in eine Männer-Selbsterfahrungsgruppe gehen, um aus meiner inneren Isolation auszubrechen und mich aufzuweichen. Ich habe die Chance, die Härten meiner Kindheit noch einmal anzuschauen, zu beweinen, zu bewüten und einen Schlussstrich darunter zu setzen.

Bin ich eine schizoid strukturierte Frau, so kann ich meine Entwicklungsaufgabe nicht dem Partner aufbürden. Der Partner ist kein Therapeut! Ich muss selbst daran gehen, meine Weiblichkeit, meine Hingabe zu entdecken. Eine Frauengruppe, Therapie, kurz, Seelenarbeit in jeder Form ist der Königsweg zum Unbewussten. Ob Frau, ob Mann – leugnen sollte ich meine Versteinerung und die Vereisung meiner Gefühle nicht länger. Andere haben es längst bemerkt. Ich habe schon viele Menschen damit abgestoßen. Ich gefährde damit die Partnerschaft.

Als Therapeut habe ich in meiner Praxis einmal folgende Situation erlebt: Ein Paar erschien bei mir. Es war in mittleren Jahren. Die Kinder waren aus dem Haus, ein erstaunliches gemeinsames Leben voller Leistung und Geradlinigkeit lag hinter ihnen. Ich hatte Respekt vor beiden und empfand Sympathie für sie. Ich ließ sie Stuhl an Stuhl gegenübersitzen. Ich bat beide, sich gegenseitig zu sagen, was sie sich vom anderen wünschten. Der Mann sagte: »Ich will, dass du anerkennst, wie viel ich für dich und die Kinder tue.« Die Frau sagte: »Ich wünsche mir, dass du mir einmal sagst, dass du mich liebst. Nie streichelst du mich. Nie küsst du mich. Nie bist du zärtlich. Nie hast du Zeit für mich.« Sie brach beim letzten Satz in Schluchzen aus. Sie war, der ganzen Anlage nach, ein eher depressiv getönter Mensch, er dagegen schizoid-reserviert.

Die Frau konnte nicht aufhören zu weinen. Eine ganze Lebenstragödie lag in diesen Tränen. Sie war zu kurz gekommen. Sie hatte nicht vermocht, für ihr eigenes Glück energisch einzutreten. Sie hatte offensichtlich wenig gelebt, sondern sich vielmehr leben lassen – vom Mann, von den Kindern, von den Pflichten. Ich war als Teilnehmer dieser Offenbarung und Lebensinventur tief berührt.

Wie reagierte der Mann? Er redete und redete. In bestechend logischer Form erläuterte er seiner Frau, die vom Schluchzen geschüttelt wurde, warum doch alles zum Besten stehe und dass sie keinen Grund zur Klage habe. Alles sei »perfekt« geordnet. Er hörte nicht auf zu reden. Sie weinte.

Da intervenierte ich energisch: »Was nimmst du wahr?«, fragte ich den Mann. Er redete weiter. »Stopp!«, rief ich. »Hör endlich auf zu reden!« Da verstummte der Mann endlich. Es wurde still. Ich unterband jeden Versuch des Mannes, erneut das Wort zu ergreifen, vor seinen eigenen Gefühlen zu flüchten und seine alte dominante Regie gegenüber der Frau wiederzugewinnen. Er saß plötzlich ganz einsam und erschrocken in seinem Sessel. Er wirkte wie ein kleiner Junge. Mit großen

Augen schaute er auf seine Frau. Er wurde unsicher. Er suchte mit seinen Blicken Hilfe bei mir. Ich verweigerte den Augenkontakt. Er blickte wieder zurück zu seiner Frau. Dann stand er auf. Er ging den einen Schritt zu seiner Frau hinüber. Er beugte sich zu ihr nieder. Er legte die Arme um sie. Er hielt sie lange fest. Als er sich aufrichtete, standen ihm Tränen in den Augen. Er hatte begriffen. Von da an ging's bergauf.

Wie sagt Christian Morgenstern in seinem Buch ›Stufen‹ einmal: »Jeder muss sich selbst austrinken wie einen Kelch.«

Das Wesen der Psyche reicht wohl in Dunkelheiten weit jenseits unserer Verstandeskategorien ... Die Seele enthält so viele Rätsel wie die Welt mit ihren galaktischen Systemen, vor deren erhabenem Anblick nur ein fantasieloser Geist sein Ungenügen sich nicht zugestehen kann.

C. G. Jung

Der depressive Partner

Der gleiche Dichter Morgenstern schrieb einmal: »Nur wer den Menschen liebt, wird ihn verstehen. – Wer ihn verachtet, ihn nicht einmal sehen.« In der Partnerschaft trägt jeder Charaktertypus sein Kreuz. Auch in der eben geschilderten Fallvignette war der schizoide Ehemann durchaus nicht der Sündenbock vom Dienst. Die depressiv getönte Ehefrau war nämlich für den Ehemann ebenfalls Lust und Last zugleich. Den oder die Depressiven treibt, wie Riemann beobachtet, die

Angst vor der Selbstwerdung um. Das Glaubensbekenntnis des Depressiven lautet: »Ich bin, weil ich helfe.« Dieser Satz klingt so gut und edel. In Wahrheit steckt er voller Fallstricke. Besagt er, ex negativo, doch: »Wenn ich nicht helfe, bin ich auch nicht. Dann bin ich ein Stück Dreck. Dann bin ich wertlos.«

Auch als depressiver Typus habe ich als Kind eine unbefriedigende Liebessituation voller Ängste erlebt, sie aber anders als der Schizoide beantwortet. Ich erlebte das Dasein als Schuld, mich selbst als Zumutung und für meine Eltern als Last. Vielleicht war auch ein Elternteil von depressiver Natur. Ich erinnere mich an meine geliebte Tante Hella, die uns Kindern den schwerblütigen Satz einprägte: »Man muss im Leben von Panne zu Panne hüpfen!« Dabei hüpfte sie erfolgreich bis ins 95. Lebensjahr!

Während das schizoid tendierende Kind sich zumacht, den inneren Winterschlaf antritt und in seiner »splendid isolation« die kalte Welt überlebt, versuche ich als depressiv agierendes Kind meine Existenzberechtigung dadurch zu erkaufen, dass ich für andere lebe. Ich lese etwa meiner »armen« Mutter jeden Wunsch von den Lippen ab. Ich mache mich pflegeleicht. Solche Kinder schreiben zum Beispiel den Eltern vom Internat aus jede Woche einen Brief, der mit den Worten beginnt: »Liebe Eltern, mir geht es gut.«

So ein Kind nimmt sich selbst zurück und schlägt ganz früh eine Helferkarriere ein. Das ist eine verführerische Rolle für das beschädigte narzisstische Ich. Wer wäre nicht gerne eine kleine Mutter Teresa, eine Miniaturausgabe Albert Schweitzers! Der Psychologe Wolfgang Schmidbauer hat in seinem legendären Werk ›Hilflose Helfer‹ die harte, aber bedenkenswerte Beobachtung notiert: »Hinter jedem Helfer steckt ein verwahrlostes Kind.«

Kinder mit einer latenten Struktur der Depressivität im Sinne Riemanns – die Wesensart ist verborgen und eher untergründig spürbar – werden von den Erwachsenen meist geschätzt. Denn sie sind lieb, frühreif, einfühlsam und altruistisch. Sie sind fast so etwas wie kleine Erwachsene. Sie werden von ihren Eltern (oder einem Elternteil) frühzeitig »parentifiziert« (»verelter« – von lateinisch »parentes«, die Eltern): An sie werden die Aufgaben eines Erwachsenen delegiert, durch die sie als Kinder überfordert werden. »Papa hat mich verlassen. Du musst jetzt mein großer Kamerad sein!« – »Mama ist viel krank, du musst deinen jüngeren Geschwistern wie eine Mutter sein.« Solche Kinder dürfen nicht mehr Kinder sein. Sie müssen ihr Selbst verraten. Sie verlegen ihr Zentrum außerhalb ihrer selbst. Sie erkaufen sich ihre Existenzberechtigung durch eine Fülle karitativer Inszenierungen für andere.

In der siebenjährigen Dunkelzeit meiner jesuitischen Internatsjahre kannte ich so einen kleinen Jungen voll innerer Depressivität. Auf Schulausflügen in die österreichischen Berge pflegte er einen der viel zu großen Proviantrucksäcke der Abteilung auf die Berggipfel zu schleppen. Er wollte dafür geliebt werden. Der Junge war ich.

Erwachsen geworden, spürt der depressive Mensch eine Grundangst vor der Selbstwerdung. Wenn ich depressiv getönt bin, so klage ich oft mit bewegten Worten darüber, dass ich für alle Problemfälle in meiner Umgebung den »seelischen Müllkübel« darstelle. Das ist kein Zufall. In Wahrheit biete ich mich selber dazu an. Das spüren die anderen. Ich bin selbst daran schuld, dass immer nur ich anderen helfe und mir nicht helfen lasse.

Die Kluft zwischen Ich und Du empfinde ich als quälend. Hat der Schizoide Angst vor Nähe, so habe ich Angst vor der Distanz. Dass Distanz etwas Schöpferisches ist, dass Beziehung immer wieder Entfernung, Einsamkeit, Verfremdung braucht, will nicht in meinen Kopf. Alles will ich mit dem Partner teilen. Forever together. Ich klammere wie ein Efeu.

»Du liebst mich nicht«, sage ich, wenn der Partner nichts anderes will, als einmal allein mit seiner Sektion des Alpenvereins in den Bergen zu wandern. »Deine Liebe zu mir ist erloschen«, argwöhne ich, wenn die Partnerin nichts anderes wünscht, als endlich ihr eigenes Zimmer zu beziehen oder, wegen meines Schnarchens, getrennte Schlafzimmer einzurichten. Am liebsten hätte ich mit meinem Partner nach altbayerischer Art sogar ein Doppel-Plumpsklosett, und zwar ohne Trennwand! Als Depressiver habe ich mich nie eigentlich von meinen Eltern abgenabelt. Ich sehne mich danach, die nie oder zu wenig erlebte Symbiose, die Verschmelzung mit ihnen, wieder zu erleben. Ich mache den Partner unbewusst zur Mutter beziehungsweise zum Vater. Ich will sozusagen von ihr die nährende Brust, von ihm die väterlichen Schultern.

Ich habe Angst vor Eigenständigkeit und Unabhängigkeit. Ich bin in jeder Faser meiner Existenz der Gegenentwurf zum schizoiden Menschen. Auch meine Liebesformel ist voller Selbstentwertung, aber, im Unterschied zum Schizoiden, voller Erpressung. Ich sage: »Ich liebe dich, weil du mich brauchst.« Reife Liebe würde sagen: »Ich brauche dich, weil ich dich liebe« (Erich Fromm: Die Kunst des Liebens). Die Tatsache, gebraucht zu werden, ist für mich die Eintrittskarte zum Leben.

Aber es kommt noch schlimmer. Als Depressiver bin ich nämlich nicht so uneigennützig und altruistisch, wie es auf den ersten Blick erscheint. Ich gebe zwar das letzte Hemd (das ich selbst dringend brauche!) für den anderen her und kann mich bis zur Selbstaufgabe aufopfern. Aber ich offeriere, spätestens bei der Trennung, auch meine Rechnung. Der Preis ist hoch. »Du musst mich lieben«, drohe ich jetzt, »weil ich doch alles für dich tue.«

Frauen neigen stärker zum Opfertypus des Depressiven, weil die traditionelle weibliche Erziehung und Sozialisation auf Selbstaufgabe und Passivität ausgerichtet ist. »Wenn du mich verlässt«, so drohte einmal in meiner Sprechstunde eine Frau ihrem scheidungswilligen Mann, »so bringe ich mich um.« Sie fügte mit apokalyptisch dräuendem Unterton hinzu: »Vielleicht siehst du mich dann jedes Mal, wenn du mit deiner neuen Tussi schläfst, im Sarg liegen.«

Als depressiver Typus bin ich ununterbrochen am Helfen. Das ist die Rolle, die ich auf der Familienbühne gelernt habe, und das Grundmuster, mit dem ich mit anderen Menschen Beziehungen herstelle, mein spezifischer Kommunikationstypus. Dazu mache ich den anderen hilflos. Ich neige folglich dazu, meine Ehe als Intensivstation zu inszenieren und mir gleichsam ein Rotes-Kreuz-Häubchen aufzusetzen. Ich bemuttere den Partner. Manchmal machen sich Depressive auch selbst kindlich-hilflos. Sie weigern sich dann zu lernen, wie man ein Bankkonto eröffnet, den Ölstand im Auto kontrolliert, Buntwäsche in der Waschmaschine einstellt ...

Ich tue mich schwer, mein Ich abzugrenzen. Ich weiche vor der Aufgabe der Individuation, der Ich-Bildung, des Erwachsenwerdens aus. Ich pflege keinen eigenen Freundeskreis. Ich habe keine erkennbaren eigenen Interessen. Alles geht im Einheitsbrei meiner Beziehung unter. Jeden Satz beginne ich mit den Worten »Mein Mann sagt« oder »Meine Frau meint«. Dem Leben gegenüber habe ich eine passive Erwartungshaltung. Ich sitze an der gedeckten Tafel des Lebens und greife nicht zu. Dann bin ich unglücklich und behaupte: »Mein Partner hindert mich an meinem Glück.«

Ich delegiere also die Verantwortung für mich selbst an meinen Partner. Ich tue alles, um zu lieben und um geliebt zu werden. Dabei bin ich invasiv, übergriffig wie ein Neufundländer. Ich springe dem anderen buchstäblich auf den Schoß. Ich dränge mich emotional auf. Wo der Schizoide in der Distanz seines Rückzugs verweilt wie Trotzki im Exil, da rücke ich als Depressiver dem anderen im ersten Moment schon auf die Pelle. »Wo du hingehst, gehe ich auch hin«, beteuere ich. Ich frage gar nicht, ob du das auch willst. Ich suche in der Partnerschaft eine hermetisch abgeschlossene Beziehung. Ich bin psychisch ein Zweikomponentenkleber. Die Freude an der Distanz ist mir nicht nur wesensfremd, sondern sogar bedrohlich. Nur Nähe bedeutet mir Sicherheit.

Ich habe es nicht gelernt, meine Eigenständigkeit und Unabhängigkeit zu entwickeln. Ich flüchte vor dem Abenteuer des Eigen-Sinns, der Kantigkeit und Einzigartigkeit. Ich begreife mich immer nur in der absoluten Verwiesenheit auf einen Partner. Damit gerate ich in einen »circulus vitiosus«, einen Teufelskreis: Je weniger ich ein Eigensein entwickle, desto mehr benötige ich den anderen. Ich bezahle dieses Ausweichen vor meiner notwendigen Individuation teuer – mit einem passiven, lähmenden Lebensgefühl, Selbstabwertung und Fremdbestimmung bis hin zur manifesten Form der Co-Abhängigkeit. Ich mache mich zum Flaschenkind des Lebens.

Natürlich hat der Depressive/die Depressive auch hinreißende Seiten. Die Welt wäre kalt ohne die Wärme, die diese Menschen ausstrahlen. Ein depressiver Partner ist wie ein Kachelofen auf zwei Beinen. Er ist voller Einfühlung und ozeanischem Fluten. Er tut das Letzte für den anderen – aber nicht für sich! Daher enthüllen sich denn auch die positiven wie die zwiespältigen Geheimnisse der depressiven Persönlichkeit am deutlichsten in der Sexualität. Depressive sind wahre Kuschelbären, zärtlich, weich und flauschig. Sie sind warme Bettflaschen für lange, kalte Winter. Am Fell des Depressiven kann man sich wärmen. Was für eine Nähe! Was für eine Zuwendung! Was für ein Erahnen der feinsten Schwingungen! Aber auch, auf die Dauer, welche Langeweile im Bett!

Warum das? Nun, Sexualität ist eine explosive Mischung von Zärtlichkeit *und* Aggression. Sexualität ist nicht nur Händchenhalten. Sexualität ist Angriff, Überrennen der Grenzen, wilde Begierde und Überwältigung. Just dies fürchte ich als Depressiver, ähnlich wie der Schizoide, nur aus anderen Gründen. Ich fürchte mich davor, hier endlich einmal meine verborgene Aggression zu leben. Denn ich bin aggressionsgehemmt.

Ich richte meine Aggression bevorzugt als Autoaggression gegen mich selbst nach dem Motto: »Es geschieht meiner Mutter recht, wenn ich mir die Finger abfriere.«

Der Depressive heißt ja gerade depressiv, weil er die Aggression, die Eigenstrebung, unterdrückt. Das Wort »Depression« stammt vom lateinischen »deprimere«, das heißt »herunterdrücken«. Der Depressive drückt die Aggression herunter. Sexualität wird aber schlaff wie eine holländische Gurke nach einer Woche, wenn ihr die Angriffslust fehlt! Ein Beispiel aus einer Selbsterfahrungsgruppe von Männern und Frauen illustriert dieses Dilemma des depressiven Partners plastisch.

Ich hatte die vierzehn Teilnehmer gebeten, die Qualität ihrer Sexualität mit ihrem Partner während des vergangenen Jahres zu benoten. Das Ganze geschah anonym auf kleinen, weißen Zetteln. Zwölf bewerteten ihr Liebesleben mit »genügend« respektive »ungenügend«. Das dürfte ziemlich exakt der allgemeinen Situation von langjährigen Beziehungen entsprechen. Aber darauf will ich in diesem Zusammenhang nicht hinaus. Ich gab den Frauen und Männern in zwei getrennten kleinen Gruppen die Möglichkeit, sich über intime sexuelle Fragen, die sie auf den Zetteln notiert hatten, auszutauschen. Das geschah freimütig, gelegentlich mit Gelächter, aber auch nicht ohne Bitterkeit und Schmerz.

Ich spürte, was sich an Enttäuschung, Ratlosigkeit und Sehnsucht bei Männern und Frauen aufgestaut hatte. Um dies sichtbar zu machen und beide Geschlechter damit zu konfrontieren, schlug ich den Teilnehmern vor, sich auf den beiden Stirnseiten des Seminarraumes als weibliche und als männliche Schlachtlinie zu formieren. Jetzt sollten sie sich endlich einmal alle Verletzungen, Zurückweisungen, Lieblosigkeiten, aber auch ihre Wünsche und Bedürfnisse ins Gesicht schreien, zuflüstern ...

Ich hatte nicht geahnt, welchen Hexenkessel an Gefühlen ich

mit dieser improvisierten Übung auslöste. Männer und Frauen schrien, geiferten, weinten buchstäblich Rotz und Wasser.

Ein Mann, nennen wir ihn Georg, fiel mir auf, weil er sich an der hoch affektiven Wortschlacht nicht beteiligte. Ihm hatte es, so schien es mir, vor Angst die Sprache verschlagen. Depressiv getönt, vermochte Georg offensichtlich nicht zu der Wut über sein armseliges Liebesleben zu stehen. Obwohl oder vielleicht gerade weil seine eigene Frau Teilnehmerin des Seminars war und an der anderen Wand stand. Sie hatte ihren sexuellen Frust sogar besonders ausagiert. »Nimm mich doch endlich einmal«, rief sie. Und: »Schone mich nicht dauernd. Ich bin doch kein kleines Mädchen!«

Jetzt, als die Erregung der Gruppe abgeklungen war, stand Georg mit leicht schiefem Kopf da und sprach, kaum hörbar, über die trennende Seminarraumlänge zwischen den streitenden Geschlechtern hinweg mit beschwörend bettelndem Tonfall zu seiner Frau: »Schätzchen, lass uns an Weihnachten miteinander schlafen?!« Wir befanden uns im Monat Oktober! Dann fügte Georg weiter beschwichtigend hinzu: »Ich backe dir auch einen Kuchen.« Die Seminarteilnehmer schrien vor Lachen. Die Ehefrau rief: »Siehst du, das ist ja gerade das Problem!« Und Georg, der liebe, depressive Georg, verstand die Welt nicht mehr ...

Hier war es ein Mann mit depressiver Ich-Schwäche, der mit den zahlreichen Formen seiner »weichen Vergewaltigung« seine Partnerin langweilte und demotivierte. Insgesamt jedoch neigen, wie bereits gesagt, Frauen stärker zu dieser depressiven Opferrolle und Passivität.

Depressive klagen, statt für ihre Interessen zu kämpfen. Sie sind Meister der Einfühlung, aber sie trösten, wo sie analysieren sollten. Sie warten ab, wo sie handeln müssten. Sie verwöhnen den Partner, wo sie ihm den Rücken kehren müssten. In ihrem einfühlenden Mitleid, in ihrer zugewandten Haltung, ihrer schonenden Stimme und ihrer besorgten Mimik laden sie den Partner gleichsam zur Mutterprojektion ein. Sie machen es dem Partner zu leicht.

Genau deshalb finden sich häufig depressiv getönte Menschen und Schizoid-Distanzierte zusammen. Schizoide sind kopflastig, Depressive gefühlig. Der distanzierte Mann holt sich bei einer solch unterschwellig depressiven Frau das Gefühlsnest für sich und die Kinder. Der depressive Partner erspart ihm diese emotionale Arbeit. Im Gegenteil, je gefühliger der Depressive ist, desto abweisender kann sich der Schizoide geben. Das ist »emotionale Arbeitsteilung« – ein System psychisch kommunizierender Röhren. Umgekehrt bewundert die depressivschwache Persönlichkeit die Autonomie und Unabhängigkeit des schizoiden Partners, anstatt sie sich selbst anzueignen!

Die beiden Gegenpsychogramme ziehen sich an. Der Nähe suchende Partner des depressiven Typus droht jedoch, an seinem schizoiden Eisklotz zu erfrieren, besonders im Bett. Denn gerade der schizoide Mann exekutiert oft Sexualität nüchtern wie Essen und Trinken, Darm und Blase entleeren. Begegnung, Hochstimmung, Verschmelzung finden für ihn nicht statt. Anstatt immer noch mehr Liebe in den gefühlsleeren Partner zu stecken, müssen gerade depressiv strukturierte Frauen lernen, das Lebenszentrum in sich selbst zu suchen, sich selbst zu lieben und sich Akzeptanz und Zuwendung dort zu organisieren, wo sie ihnen entgegengebracht wird.

Riemann würdigt die Menschen mit depressiven Einschlägen so: »Beruflich neigen sie vor allem zu gleichsam mütterlich-sorglichen, zu den helfenden, dienenden, pflegenden Tätigkeiten, wo sie aufopferungsfähig, geduldig und einfühlend, wie sie sind, ihre besten Möglichkeiten entfalten können. Soziale und fürsorgerische, ärztliche und psychotherapeutische, gemeinnützige Tätigkeiten liegen ihnen.« Riemann warnt aber auch: »Depressive sehen leicht allzu viel als ›Gottes Willen‹ und Fügung an und können sich damit der Eigenverantwortung entziehen in falsch verstandener Demut.«

Der/die Depressive darf sich vielleicht den kessen Sponti-Spruch aneignen:

»Erst war ich selbstlos, jetzt geh ich selbst los.«

Wie viele Ehen gibt es, die jahrelang und manchmal auf immer unglücklich sind, weil er in seiner Frau die Mutter und sie in ihrem Mann den Vater sieht, ohne jemals die Wirklichkeit des anderen Menschen zu erkennen! ... Ohne gründliche Auseinandersetzung mit einem Gegenüber ist aber die Ablösung der infantilen Projektionen oft einfach unmöglich.

C. G. Jung

Der zwanghafte Partner

Bin ich ein zwanghafter Partner? Die Grundangst des Zwanghaften ist die Angst vor Wandlung. Mein Glaubensbekenntnis könnte lauten: »Ich bin, weil ich jeden Zufall ausschalte.« So wie der Depressive sein souveränes, lebensberechtigtes Ich entwickeln muss, stehe ich als Zwanghafter vor der Aufgabe, mich für das Lebendig-Wandelbare zu öffnen. Ich stehe unter einem überwertigen Sicherheitsbedürfnis. Damit blockiere ich mich. Für mich ist der dialektische, überraschungsreiche Fluss des Lebens keine Faszination und Herausforderung, er macht mir vielmehr Angst. Wenn ich ihn doch ins Betonbett kanalisieren könnte! »Zwanghafte gleichen«, wie Riemann so anschaulich formuliert, »einem Mann, der erst ins Wasser gehen wollte, wenn er schwimmen konnte – sie sind sozusagen die Trockenkursler des Lebens.«

Als zwanghafte Persönlichkeit wurde ich als Kind in meinem Eigenwillen gebremst, rigide unterdrückt, viel bestraft, oft sogar geschlagen. Allein wichtig war, dass ich einen »analen Charakter« (Freud) entwickelte, das heißt früh sauber war, mich bei Tisch anständig benahm, nicht auffällig, sondern angepasst war. Ich habe diese Familienstimmung der freudlosen Korrektheit wie eine Nährlösung aufgesaugt. Mir wurde der Eigensinn, der in Wahrheit ja, wie Hesse in seinem Aufsatz ›Eigensinn‹ (1941) ausführt, ein höchst positiver »Eigen-Sinn« ist, rücksichtslos gebrochen.

Eine Klientin zitierte einmal das Lieblingswort ihres zwanghaften Vaters, eines SS-Mannes mit dunkler Vergangenheit, bei den Judenrazzien im »Generalgouvernement« (Westpolen): »Kinderworte gelten nichts!« Riemann: »Der zwanghafte Mensch hat also in seiner Kindheit zu früh die Erfahrung gemacht, dass in der Welt vieles nur in einer ganz bestimmten Weise getan werden darf und dass vieles verboten war, was er gerne getan hätte. So entstand in ihm auch die Vorstellung, dass es offenbar immer so etwas wie das absolut Richtige geben müsse, worauf sich sein Hang zum Perfektionismus entwickelt.«

In der Partnerschaft bin ich als Zwanghafte(r) schwer auszuhalten. Ich weiß alles besser. Ich habe für alles ein Programm. Ich kann »grundsätzlich« – ein Lieblingswort von mir – mir nicht nachgeben. Ich bin stur. Ich rationalisiere alles. »Wer schreit, hat Unrecht«, ist mein Lieblingswort. Ich bin ein Putzteufel. Ich bin ein Buchhalter – selbst den Kauf von zehn Briefmarken, den Verbrauch von Benzin, den Stromstand notiere ich. Ich bin ein Ordnungsfanatiker. Mein Schreibtisch ist von geometrischer Ordnung, die Bleistifte halte ich stets gespitzt und gerade ausgerichtet. Mein Hobbykeller ist ein Muster perfekter Ordnung. In meiner Wohnung könnte man, wie ich befriedigt zu bemerken pflege, »vom Fußboden essen«. Tiere sind daher, von Aquariumsinsassen abgesehen, indiskutabel für mich: Sie machen zu viel Dreck. Sollte ich wirklich einen Hund »anschaffen« (!), dann möglichst einen deutschen Schäferhund; den kann ich wie einen Polizeihund dressieren. »Er gehorcht mir aufs Wort«, sage ich dann stolz über meinen vierbeinigen Leibeigenen. Ich neige zu Rechthaberei, enervierender Korrektheit (»Alles muss seine Ordnung haben.«) und Konservativismus (»Das war schon immer so und bleibt auch so.« – »Ich bin in meiner Jugend auch nicht in eine Disco gegangen.«). Ich verlange bedingungslosen (!) Gehorsam.

Ich bekämpfe das, was ich mir selbst nicht gestatte. Es hat mich ja auch viel Quälerei gekostet, mir das Wilde und Spontane meiner strahlenden Kindlichkeit abdressieren zu lassen. Diese Verletzung gebe ich, erwachsen geworden, weiter – als Ordnungsfanatismus. Fanatismus ist, wie die Tiefenpsychologie diagnostiziert, nichts anderes als überkompensierter Zweifel oder, wie C. G. Jung sagt, der »Bruder des Zweifels«. Tief innen ahne ich, dass es noch andere, vitale Lebensmöglichkeiten gibt, aber sie würden meine Reißbrett-Persönlichkeit ja in Frage stellen. Also muss ich alle Anfechtungen durch ein doppeltes Maß an fundamentalistischer Gewissheit unterdrücken.

Als Zwanghafter will ich, Gott gleich, die Welt, die Frau, die Kinder formen nach meinem Bilde. Wo kein Zwang ist, fürchte ich das Chaos. Ich fürchte die Endlichkeit, die Vergänglichkeit des Seins. »Alles fließt«, erkannte Heraklit vor über 2 000 Jahren schon. Just dieses Unzuverlässige des Lebens, der stetige Wechsel der Kulissen auf der Bühne meiner Biografie, bedrohen mich. In meiner Zwanghaftigkeit will ich alles für die Ewigkeit fixieren, Menschen und Bindungen, Anschauungen und Moral.

Hinter der Verachtung, sagt die Psychologie, steckt das Begehren. Als fundamentalistischer Gläubiger bekämpfe ich zwanghaft die freie Religiosität eines Eugen Drewermann oder die historische Bibelkritik eines Albert Schweitzer. Als prüde, um meine Sexualität betrogene Frau bekämpfe ich »anankastisch« (von altgriechisch »ananke«, der Zwang) die Prostitution. Als früh in ein drakonisches Erziehungs- und Weltanschauungssystem Gepresster finde ich mich als erwachsener Zwanghafter voller Verachtung auf die sündige Mitwelt in der allein selig machenden Sekte der Zeugen Jehovas oder der Scientology Church wieder. »Gerade die ängstlichsten Wesen«, beobachtete Nietzsche in ›Morgenröte‹, »werden leicht zu Totschlägern.«

Die Sexualität mit einem zwanghaften Partner ist meist eine Katastrophe. Um es in einem einzigen Satz zu sagen: Sonntagmorgen, punkt halb elf, pflegt er/sie den Beischlaf zu vollziehen – unerbittlich. Zwanghafte sind unflexibel, starr, von unerträglich hoher Moral. Sie können nicht fünfe gerade sein lassen. Sie errichten oft ein offenes oder verborgenes Terror-Regime. Die Frau eines Polizisten erzählte mir erbittert von einer Gewohnheit ihres zwanghaften Mannes. Jeden Morgen mussten beide halbwüchsigen Töchter um genau halb acht Uhr vor der Garage stehen. Standen sie zu diesem Zeitpunkt erst in der Haustüre, so gab der Vater Gas und fuhr ohne die Töchter los. Was für ein Ekelpaket, dachte ich zunächst. Bis mir die innere Tragödie dieses Mannes aufging. Was musste ihm als Kind widerfahren sein, dass er nicht nur seine Töchter so quälte, sondern sich dabei selbst um den Genuss brachte, mit zwei fröhlich plaudernden Teenagern in die Stadt zu fahren, ihnen vielleicht noch einen Kuss zum Abschied zu geben und mit erwärmtem Herzen sein Polizeibüro aufzusuchen …

Wie ärgern wir uns schon über jenen zwanghaft-peniblen Busfahrer, der uns mit einer kühlen Geste auf die Uhr vor der Nase wegfährt, obgleich er genau mitbekommen hat, wie wir mit hängender Zunge zur Busstation gesprintet sind. Oder wie demütigt uns das Verhalten eines Beamten, der uns wegen eines einzigen fehlenden Formulars hinausexpediert, so dass wir uns wieder am Ende der Warteschlange anstellen müssen. Wie schwer ist das alles erst in einer Partnerschaft auszuhalten!

Allerdings – und das darf nicht vergessen werden – ist der gefühlsverschlossene Zwanghafte, dieser schroffe Steinbeißer, ähnlich wie sein schizoider Artverwandter zuverlässig, genau, bedingungslos in seiner Bindung. Er ist konsequent, verlässlich, gut einschätzbar. Solidität, Verantwortung, gründlicher Sachverstand sind seine Sache, gleichgültig, ob er als Handwerker, Bankkaufmann, Naturwissenschaftler oder Laborarzt arbeitet. Nach Art magerer Gebirgsziegen ist er anspruchslos in der Haltung. Er kann Tage und Wochen hinter seinem Computer verbringen. Er überrascht nie mit fantastischen Kapriolen. Er trägt sozusagen seine Dienstuniform auch im Privatleben.

Einmal trauerte eine meiner Klientinnen über ihren zwanghaften Mann, der mit sechzig an Lungenkrebs gestorben war: »Mein Mann war immer anspruchslos. Er hat nie etwas für sich verlangt. Er war ungeheuer akkurat. Alles musste nach seiner Vorstellung laufen. Damit ist er in seinem Amt oft angeeckt und wurde bei Beförderungen übergangen. Den Ärger hat er in sich hineingefressen. Ich glaube, er hatte viele innere Spannungen. Er deckte sie zu mit Kettenrauchen. Ich konnte nie aus ihm herausbringen, wie er sich die Zeit nach der Pensionierung vorstellte. Sein Leben bestand nur aus Arbeit und Pflicht. Jetzt ist er tot.« Und: »Er hat alles für mich und die Kinder getan. Trotzdem ist mir manchmal, als ob ich fünfunddreißig Jahre lang mit einem fremden Menschen zusammengelebt hätte. Ich weiß nicht, ob ich ihm gerecht geworden bin. Er hat es mir nie gesagt. Er hat überhaupt so wenig gesprochen. ›Hauptsache‹, sagte er immer, ›es bleibt alles beim Alten.‹ Als die Kinder ihr eigenes Leben leben wollten und aufmüpfig wurden, hat er dies als Angriff auf sich verstanden. Er merkte nicht, dass seine Regeln zur Dressur und seine Sparsamkeit zum Geiz ausarteten. Die Kinder machten einen großen Bogen um ihn. Und doch spürten wir alle seine Rechtschaffenheit und Liebe für uns.«

Riemann appelliert an den zwanghaft strukturierten Menschen, die Chance der *Nachreifung* anzunehmen: »Die Gefahr dieser Menschen liegt also immer darin, dass sie ihr Bedürfnis nach Dauer und Sicherheit zu einseitig betonen ... Sie sollten den Gegenimpuls der Bereitschaft zur lebendigen Wandlung mehr integrieren ... Sie sollten es mehr lernen, nicht immer nur zu wollen, sondern auch mit sich geschehen zu lassen.«

Wenn ich das zwanghafte Korsett in mir spüre, sollte ich mir vielleicht Hermann Hesses Gedicht ›Stufen‹ über den Schreibtisch hängen. In ihm heißt es unter anderem:

> Wir sollen heiter Raum um Raum
> durchschreiten,
> An keinem wie an einer Heimat hängen,
> Der Weltgeist will nicht fesseln uns und engen,
> Er will uns Stuf' um Stufe heben, weiten.
> Kaum sind wir heimisch einem Lebenskreise
> Und traulich eingewöhnt, so droht Erschlaffen,
> Nur wer bereit zum Aufbruch ist und Reise,
> Mag lähmender Gewöhnung sich entraffen.

Selbsterkenntnis ist ein Abenteuer,
das in unerwartete Weiten und Tiefen führt.
C. G. Jung

Der hysterische Partner

Wer selbst zwanghafte Züge in sich entdeckt, muss sich den Fragen Riemanns stellen. Wer sich einen Zwanghaften zum Partner gewählt hat, der sollte sich einmal fragen, welchen unbewussten Bedürfnissen das Geheimnis seiner Partnerwahl entspricht. Es könnte vielleicht sein, dass ich ein hysterisch inszenierender Mensch bin, voller Farbigkeit und Labilität, und deshalb den Zwanghaften als verlässliche Lebensbastion brauche. So sehr wie etwa die depressiv sich selbst aufopfernde Frau den selbstbewusst-distanzierten Schizoiden braucht.

Der Begriff »hysterische Persönlichkeit« ist von Riemann natürlich ebenfalls nicht pejorativ (abschätzig) gedacht. Er stammt von dem altgriechischen Wort »hystéra«, Gebärmutter. Das weist auf die kreative Potenz hysterisch getönter Menschen hin.

Als männlichen oder weiblichen Hysteriker treibt mich die »Angst vor der Notwendigkeit«, die Furcht vor der Bindung, der Kontinuität, der Banalität, dem grauen Alltag. Pünktlichkeit, Zeitplanung, Anpassung an das Gegebene erscheinen mir, im Gegensatz zum Zwanghaften, pedantisch und lästig. Ich gleite sozusagen auf dem Surfbrett meiner narzisstischen Persönlichkeit über die Wellen und Abgründe des Alltags dahin. Ich möchte möglichst lange ein Kind der Unverbindlichkeit bleiben und das Alter verbergen. Ich will den Rausch meiner bravourös inszenierten Auftritte genießen.

Wie ist es dazu gekommen? Als Kind, schreibt Riemann, hat dieses Menschlein oft nur ein fassadäres Elternhaus gekannt, in dem allein Prestige, Glanz, Vermögen, Titel und Selbstdarstellung galten. Oder es spürt, es wird einfach nicht wahrgenommen; vielleicht geht es auch in der Geschwisterkonstellation, eingepresst als »Sandwichkind«, unter. Dieses Kind könnte sich nun wie der Schizoide abschotten, sich wie der Depressive mit Helfen verdient machen oder sich wie der Zwanghafte gleichsam autistisch hinter Regeln verstecken. Es überlebt jedoch, indem es ununterbrochen auf sich aufmerksam macht. Als Zappelphilipp und Klassenclown zunächst, als hinreißender Moderator, Entertainer und Schauspieler des Lebens im Erwachsenendasein.

»Ich bin, weil ich bewundert werde«, lautet die Maxime meines narzisstischen Lebens. »Wenn ihr mich in meinem Strahlenglanz wahrnehmt, dann müsst ihr mich auch lieben!« Als Hysteriker/in inszeniere ich das ganze Leben als Rausch, als Ekstase, als Auftritt. Die Welt ist meine Bühne. Der Partner ist mein Publikum. Er hat keine andere Aufgabe, als mir zu lauschen, mir zu applaudieren. Armer Partner! Ich nehme ihn nicht eigentlich wahr. Ich bin nicht dialogisch, sondern ich halte Monologe. Mein Partner darf ruhig mausgrau oder zwanghaft sein. Denn vor dem gedeckten Hintergrund hebe ich mich als Rad schlagender farbiger Pfau umso besser ab! Der französiche Romantiker François René Chateaubriand (1768–1848), ein depressiv-hysterischer Charakter, fasste sein Bedürfnis nach nicht abreißender Bestätigung und Gesehenwerden in die witzig-doppeldeutigen Worte: »Ich möchte in einer Einsiedelei leben. Aber sie sollte auf einer Bühne stehen.«

Als Hysteriker bin ich charmant, weltoffen und interessant. Ich bin auf Attraktivität fixiert. »Spieglein, Spieglein an der Wand, wer ist die Schönste im ganzen Land« – Schneewittchens Stiefmutter ist eine Hysterikerin mit hoher krimineller Energie. Schneewittchen wiederum ist erkennbar depressiv getönt – eine freche Frauengruppe täte ihr vermutlich besser als die zwanghaften Zwerge. Sie hat nicht gelernt sich zu wehren und landet prompt erst einmal im (gläsernen) Sarg.

Doch zurück zum Hysteriker. Als Hysteriker träume ich immer von der ganz großen Liebe. Für mich gibt es nur »Traummänner« bzw. »Traumfrauen«. Wie werde ich dann mit der Desillusion fertig, eines Tages zu entdecken, dass »Traummann« Franz einen Bierbauch oder »Traumfrau« Jutta Mundgeruch hat?

Meine Wohnung präsentiere ich wie ein Ausstellungsstück

der Zeitschrift ›Schöner Wohnen‹. Als Hysteriker bin ich ein blendender Unterhalter. Diese Rolle habe ich oft schon als kleines Mädchen oder Junge gespielt mit meinem »entzückenden« Klavierspiel, meinen »niedlichen« Kleidern, meiner »charmanten« Frechheit. Dafür wurde ich gelobt, wurde mir applaudiert und wurde ich wahrgenommen ... Hinter der Schrillheit meiner Auftritte, den unaufhörlichen Bonmots und Pointen lauert das ramponierte Ich meines schwachen Selbstwertgefühls. Ich darf meine verborgene Depressivität, meine Grauheit nicht zeigen. Ich muss mich immer in Topform präsentieren und die Welt unterhalten.

Partner sind an der Existenzweise des Hysterikers nicht ganz unschuldig. Wir trauen ihnen zwar nicht ganz über den Weg, diesen Hysterikern, gleichgültig, ob sie als Schauspieler wie Harald Juhnke oder als Literatur-Moderatoren wie Marcel Reich-Ranicki agieren, aber wir sind hungrig nach ihnen. Wir bestätigen sie mit unserem Beifall. Ohne sie wäre unser Leben doch so langweilig! Für die Hochzeitsrede organisieren wir uns selbstverständlich Klaus, die Stimmungskanone, für die Geburtstagseinladung Jutta mit ihrer frechen Zunge. Danke, ihr Hysteriker!

In der Sexualität sind Hysteriker Virtuosen. Wenn du, liebe Leserin, lieber Leser, gerade an einem erotischen Stimmungstief leidest und dein Bett dir nur noch zum Schlafen dient, dann wünsche ich dir heute Nacht eine Gespielin beziehungsweise einen Lover mit hysterischer Grundtönung ins Bett. Er/sie wird aus deinen Laken einen Tempel der Lust zaubern. Hysteriker lieben die Welturaufführungen, die tollsten Komplimente und Verzauberungen. »Du bist die größte Frau (diesen Abend)!« – »Du bist der rassigste Mann (der Saison)!« Hysteriker lieben den schäumenden Champagner der Premiere.

Man kann die Kluft zwischen einem Hysteriker und einem Zwanghaften mit einem bekannten erotischen Witz illustrieren. Ein – zwanghafter – Deutscher fragt einen – hysterischen –

Franzosen, wie man »ein Weib kirre macht«. Radebrecht der Franzose: »Du musst machen eine petite Fest. Musst du kaufen eine Bouteille Champagner. Musst du Frau ausziehen, toute nackelisch. Dann du öffnest Champagner. Du gießt Champagner über die Frau und leckst sie ab, totalement!« Fragt der Deutsche: »Kann man das auch mit Bier machen?«

Der Hysteriker und die Hysterikerin verlieren sich mit ihrer Grenzen sprengenden Psyche in der Weite des Raumes. Sie sind, konkret gesprochen, oft unzuverlässig, unrealistisch. Sie kommen aus dem Stadium grandioser Planungen nicht heraus. Sie jagen immer irgendwelchen Projekten nach. Aber das Girokonto ist überzogen, ein ordentlicher Beruf nicht in Sicht, das Single-Dasein langfristig eher ein Ausweichen vor der Gestaltung des Lebens. Wenn der Hysteriker in einer Gruppe sein verbales und gestisches Feuerwerk abgebrannt hat, überfällt ihn oft hinterrücks ein ausweglose Gefühl der Leere und Nichtexistenz. Dann ist er, salopp gesprochen, ein armes Schwein.

Der Hysteriker ist faszinierend, schöpferisch in seiner Lebensdarstellung und gleichsam von einem Lavastrom heißer Glut erfüllt. Fritz Riemann schildert das suggestive Feuer dieser hysterischen Persönlichkeit mit den Worten: »Der hysterische Mensch liebt die Liebe. Er liebt sie wie alles, was ihn in seinem Selbstwertgefühl zu steigern vermag: den Rausch, die Ekstase, die Leidenschaft; er steigert sich in Höhepunkte des Erlebens.« Und: »Grenzüberschreitendes Erleben zieht ihn an; aber nicht wie beim Depressiven als Ich-Aufgabe, sondern bei ihm in der Ich-Weitung, gleichsam in der Apotheose (Verklärung – M. J.) des Ichs. Suchte der Depressive in der die Ich-Grenze auflösenden Hingabe und in symbiotischer Verschmelzung über sich hinaus zu transzendieren, so sucht der hysterische Mensch sich zu steigern in einer Erlebnisintensität, die ihn über sich selbst hinauswachsen lässt.«

Was aber wird, wenn die Feuer speiende Lava des Hysterikers erkaltet und zur grauen Masse wird? Das werde ich mich fragen müssen. Umgekehrt hat der Partner des Hysterischen sich aber auch zu fragen: Warum habe ich dich Grenzen sprengende Persönlichkeit gewählt? Könnte es nicht sein, dass ich selbst eine gefühlskarg-schizoide Persönlichkeit bin, einen nüchtern-kontrollierenden Charakter habe und du all das Wilde, Exhibitionistische und Spontane, das ich nicht lebe, stellvertretend für mich ausagierst?

Als ich vor Jahren das Düsseldorfer Männerbüro leitete, beklagte sich ein sprühender und unzweifelhaft hysterisch strukturierter dreißigjähriger Mann, der die Gruppe oft nervte, den sie aber wegen seines Temperaments stürmisch liebte, darüber, dass seine Freundin eine graue Maus sei und ständig an ihm herumnörgele. Auf meine Frage, warum er sich nicht von ihr trenne, antwortete dieser Hurrican von einem hysterischen Mann entrüstet: »Niemals! Sie holt mich immer wieder auf den Boden der Tatsachen zurück.« Ich: »Warum trennt sie sich nicht von dir?« Er: »Niemals! Sie sagt immer: ›Du bist ja eine einzige Katastrophe, aber ohne dich sterbe ich vor Langeweile!‹«

Als Hysteriker bin ich ungeduldig, provoziere gerne, mache andere in mich verliebt und lasse sie als Opfer meines Narzissmus schnell wieder in meine erotischen Massengräber fallen. Die Kleinarbeit in der Beziehung ist mir ein Gräuel. Beziehung sehe ich als nie enden wollende Animation und als Abenteuerurlaub. So impulsiv ich bin, so aufbrausend bin ich auch, so schrill, unlogisch und unberechenbar. Während sich etwa die ordnende Persönlichkeit des Zwanghaften schon aus Prinzip nicht scheiden lässt, die Welt wie in der Buchführung in Soll und Haben rubriziert und schon die Anzeige für den eigenen Tod in der Schreibtischschublade vorbereitet hält, taumelt der Hysteriker wie ein Schmetterling durch die Welt und nippt von allen Blüten. Er ist der »puer aeternus«, der ewige Jüngling, das immer jung bleibende, verführerische Mädchen. Beide haben Angst vor Alter und Tod.

Aber der Hysteriker ist auch, wie Riemann betont, »risikofreudig, unternehmungslustig, immer bereit, sich Neuem zuzuwenden; er ist elastisch, plastisch, lebendig, oft sprühend und mitreißend, lebhaft und spontan, gern improvisierend, ausprobierend ... Er bringt alles in Bewegung, rüttelt an Traditionen und veralteten, erstarrten Dogmen und hat etwas bezwingend Suggestives, viel Charme, den er bewusst einzusetzen weiß ... So kann er eigenwillig und wagemutig das Leben wie ein buntes Abenteuer sehen und der Sinn des Lebens liegt für ihn darin, es möglichst reich, intensiv und füllig zu leben.«

Unsere Charaktere und die Art unserer Beziehung hängen also außerordentlich eng zusammen. Wir werden nicht das Abenteuer der Paarentwicklung bestehen, solange wir uns scheuen, jeder für sich, Arbeit am Charakter zu leisten. Natürlich besitzt keiner von uns einen der vier genannten Charaktere pur, sondern hat immer eine komplizierte Mischung mehrerer Anteile, doch in der Regel mit ein oder zwei Typusdominanzen. Auch die differenzierteste Charakterlehre stellt immer nur einen Versuch dar, sich dem unendlichen Facettenreichtum jeder Persönlichkeit zu nähern. Letztlich lässt sich kein Mensch kalibrieren, das heißt unter ein Muster subsumieren.

Gleichwohl gibt Riemanns Charakterlehre tiefe Aufschlüsse über die Grundströmung unseres sich prozessual ständig erneuernden Wesens. Fazit: Ich komme nicht umhin, die »terra incognita«, das unbekannte Land der eigenen Seelengefilde, kennen zu lernen. Würden wir uns darauf kaprizieren, auf Biegen und Brechen den anderen verändern zu wollen, versäumten wir die eigene Entwicklung. Oft liegt das Geheimnis unserer – unbewussten – Partnerwahl darin, dass wir uns mit dem gegensätzlichen Psychogramm des Partners komplettieren. Gegensätze ziehen sich an. Die Pessimistin holt sich den Optimisten, der Verschlossene eine warmherzige Helferin, der Engherzige einen hysterischen Paradiesvogel.

Darin stecken Chance und Gefahr für die Beziehung: Positiv

ist es, wenn es mir gelingt, etwas von der wertvollen Struktur des anderen für mich zu adaptieren. Damit wird die schroffe Rollenverteilung gemildert und jede unserer beiden Einzelpersönlichkeiten wird reicher, ganzheitlicher. So eine Lernbeziehung steckt voller Bewegung, Neugier, Evolution und Synthese auf immer höherer Ebene. Gefährlich ist es, wenn beide Charakterhaltungen verbissen festgehalten, ja verfestigt werden. Dann sind beide überfordert, beide leiden, beide stagnieren. Beide erkennen natürlich nicht ihren eigenen Anteil an der Tragödie dieses mentalen Stellungskrieges, frei nach dem Motto der Suaheli: »Der Affe sieht nie seinen eigenen Hintern, nur den des anderen.«

Häufiger ist wohl die psychodynamische Inszenierung, sich mit einem Partner von annähernd gleichem charakterlichen Naturell zu verbinden. Auch hier liegen Glanz und Elend nahe beieinander. Glückhaft ist sicherlich die stillschweigende Übereinstimmung. Man braucht manchmal kein Wort zu sagen, weil beide im gleichen Moment das Gleiche denken. Man sieht die Welt mit gleichen Augen. Man reibt sich nicht an Gegensätzlichkeiten auf. Das führt aber andererseits leicht zu einem »Egoismus zu zweit«. Solche Beziehungen werden dann grau und spannungslos, weil beide das in ihrem Charakterbild nicht Gelebte niemals zulassen, ja dessen Mangel verdrängen.

Wo zwei schizoid-zwanghaft grundierte Menschen sich verbinden, da lassen sie weder für das Warmherzig-Fließende noch für das Ekstatisch-Hysterische Platz. Da ist dann alles sehr brav und aufgeräumt, ordentlich wie in einem Besteckkasten. Wo zwei Depressiv-Hysterische sich zusammentun, da werden sie leicht die Notwendigkeit der Gefühlskontrolle, der Disziplin und ordentlichen Lebensbewältigung denunzieren und das Tohuwabohu der Gefühle zum Weltmaßstab machen. Die Kombination der Charaktertypen ist schier unendlich, die Beglückungen und neurotischen Reibungen ebenso. »Einander kennen lernen«, sagt Christian Morgenstern in den ›Stufen‹, »heißt lernen, wie fremd man einander ist.«

In dem Augenblick, in dem wir uns an uns selbst, am Partner und an der Beziehung abarbeiten, begegnen wir den Grundformen der Angst. Jeder von uns hat alle diese Ängste in sich, aber in unterschiedlichem Charakter: die schizoide Angst vor der Hingabe, die depressive Angst vor der Ich-Werdung, die zwanghafte Angst vor der Vergänglichkeit, die hysterische Angst vor der Notwendigkeit. Der Schizoide kann von der Liebesfähigkeit des Depressiven lernen, der Depressive von der Ich-Stärke des Schizoiden. Der zwanghafte Mensch darf die Risikofreudigkeit seines hysterischen Gegentypus annehmen, der hysterisch imprägnierte Mensch die Solidität und Konsequenz seines zwanghaften Partners.

Riemann gibt zu bedenken: »Bei der heute so häufig zu findenden Neigung, Partnerschaften aufzulösen, wenn erste Enttäuschungen aufkommen, nimmt man sich oft gerade die Chance, sich durch das Verstehen des anderen selbst ein Stück weiterzuentwickeln.«

In der Liebe gibt es keinen Stillstand, sonst stirbt sie. Nichts lässt uns besser die Abgründe der Angst in uns überbrücken als die Liebe. Der Dichter Friedrich Hebbel notierte in seinem Tagebuch 1840: »Leben heißt: in dem anderen sich selbst erobern.«

»Was ist herrlicher als Gold?«, fragte der König.
»Das Licht«, antwortete die Schlange.
»Was ist erquicklicher als Licht«, fragte jener.
»Das Gespräch«, antwortete diese.
Goethe: Das Märchen

Lust und Last der Sexualität

Dauer und Leidenschaft versucht unser modernes Beziehungsideal zusammenzuketten und verlangt damit die Quadratur des Kreises ... Wir sind ... die ersten Menschen in der Weltgeschichte, die das Paradoxon anstreben, eine auf Dauer angelegte, langfristige ... Beziehung, nämlich Partnerschaft und Ehe, auf etwas eminent Flüchtigem und Unzuverlässigem – nämlich Gefühlen, lebendig fühlbarer Liebe und Leidenschaft – zu gründen.

Gunter Schmidt: Das Verschwinden der Sexualmoral

Ob ich in den »Kleingruppen Sexualität« meiner Selbsterfahrungsgruppen frage oder ob ich die Statistiken der Sexualwissenschaftler studiere, ein Sachverhalt springt mir immer ins Auge: Die durchschnittliche Sexualität durchschnittlich verheirateter oder »verpartnerter« Frauen und Männer bewegt sich überwiegend im unteren Skalenbereich zwischen »genügend« und »ungenügend«. Das Sexualleben von länger gebundenen heterosexuellen Paaren ist eher karg. Die Frage lautet: Ist dieses Schweigen der Körper ein Besorgnis erregender Trend oder eine normale Entwicklung?

Sexuelle Lustlosigkeit, das Nachlassen der Begierde, aber auch die Verweigerung der Lust durch einen Partner gehören offensichtlich zur Struktur einer lang dauernden Partnerschaft wie die Flaute zum Segeln. Bedeutsam scheint mir, dass Frauen und Männer heute sexuellen Frust und Mangel im Gegensatz zu früher nicht mehr einfach hinnehmen, sondern die Bedeutung ihrer Sexualität hoch schätzen, darüber sprechen und sich informieren. Das ist wichtig. Denn in den Ehen unserer Großeltern, oft sogar noch unserer Eltern litten die Partner an dem »Unsagbaren« stumm wie ein Hund. Über die Lust, die Sehnsüchte und ihre Unterdrückung nicht zu sprechen, ist jedoch Selbstverrat. Nietzsche drückt das in ›Menschliches, Allzumenschliches‹ so aus: »Jede Verachtung des geschlechtlichen Lebens ist die eigentliche Sünde wider den heiligen Geist des Lebens.«

Gehen wir einmal von der Normalität der periodischen Lustlosigkeit in länger dauernden Beziehungen aus. Dann stellt sich die nächste, zunächst naiv wirkende Frage: Stellt die sexuelle Störung im Kern eine Störung der Sexualität dar? So einfältig ist die Frage jedoch gar nicht. Denn die meisten Paare kommen in therapeutische Beratung, wenn ihre Sexualität gestört ist. Sie erwarten einen »Trick«, ein »Mittel«, um die versteppte Lust wieder zu bewässern. Das heißt, sie suchen eine Lösung des sexuellen Problems *innerhalb* der Sexualität. Und just auf dieser Ebene bewegen sich auch die Empfehlungen zahlloser »Ratgeber« und Beate-Uhse-Shops.

Tatsächlich jedoch ist die menschliche Sexualität kein unabhängiger, sich selbst organisierender Regelkreis. Unsere Sexualität spiegelt unsere Geschlechtsidentität, unsere intime Bedürfnisstruktur und unsere Beziehungsstruktur wider. Wo Sexualität also nicht klappt, ist nach der Ursache »draußen« zu fragen, muss die Botschaft der Störung dechiffriert werden. Gestörte Sexualität fungiert als Warnlampe. Diese zeigt gleichsam einen Defekt im Ich und/oder der Beziehung an. Eher selten ist eine rein körperliche Ursache Quelle der sexuellen Störung. Meine Beobachtung ist: Wo ein Paar die massiven Mängel seiner Sexualität beheben will, müssen beide an das »Eingemachte« ihrer Ich- und Beziehungsidentität.

Das aber ist schon für den Tiefenbereich der eigenen Seele ein psychischer Dschungelpfad voller Schlangen, wilder Bestien und verstrickender Lianen. Sich wirklich rückhaltlos die eigenen sexuellen Strebungen und deren biografischen Hintergrund einzugestehen, den sexuellen »Schatten« (C. G. Jung) aufzudecken und sich damit der Welt zuzumuten, das verlangt mehr Mut und Kenntnis, als wir gemeinhin haben.

Der Hamburger Sexualwissenschaftler Prof. Gunter Schmidt hat das Chaotische und Anarchische, das Kontrollierte und das Ängstliche der Sexualität in seinem (überaus lesenswerten) Werk ›Das Große DerDieDas. Über das Sexuelle‹ (1988) wie folgt geschildert: »Wie die kollektiven Formen des sexuellen Erlebens und Verhaltens durch gesellschaftliche Bedingungen entstehen, so entsteht sexuelle Eigenart hier: in dem ganz persönlichen Trieb-, Beziehungs- und Geschlechtsschicksal. Deshalb haben Menschen unterschiedliche Vorlieben und Abneigungen für bestimmte Partner, unterschiedliche Vorlieben für bestimmte Praktiken, unterschiedliche sexuelle Fantasien und Tagträume; deshalb erleben sie unterschiedliche Situationen als sexuell besonders aufregend oder erotisch; deshalb tendieren einige Menschen zu häufigem Partnerwechsel, während sich andere, entlastet der Forderung nach lebenslanger Monogamie, anpassen; und deshalb erleben einige Menschen die Sexualität als Geborgenheit und Nähe, andere als Kampf und Auseinandersetzung.« Schmidt resümiert: »Ob homosexuell oder heterosexuell, ›normal‹ oder pervers, gestört oder ungestört, es gilt folgende Aussage: In der Sexualität sind die Trieb- und Beziehungsgeschichte und die Geschichte der Geschlechtsidentität eines Menschen verschlüsselt, unsere Sexualität ist das verdichtete Abbild dieser Erfahrungen.«

Nicht umsonst konstatierte Sigmund Freud 1910 bei einer Diskussion der Wiener Psychoanalytischen Vereinigung: »Die Sexualität gehört zu den gefährlichsten Betätigungen des Individuums.« Kein Gebiet des Seelischen ist auch heute noch, meine ich, trotz aller öffentlich zur Schau getragenen Liberalität, tabuisierter als die Sexualität. Über nichts lügen und schweigen wir, mit Ausnahme der Steuererklärung, hartnäckiger als über unsere sexuellen Fantasien, Motivationen und Obsessionen. Sicher ist allerdings, dass wir, wo immer wir den

Schleier unserer sexuellen Geheimnisse zu lüften wagen, à la longue erheblichen erotischen Mehrwert für uns gewinnen. Ebenso ist aber auch die Aneignung von Liebeskultur – die Lektüre erotischer Klassiker vom ›Decamerone‹, ›Djing Ping Meh‹ bis zu Anaïs Nin und Henry Miller, vom Erlernen der Partnermassage bis zum »Tao der Liebe« – eine unerlässliche Bereicherung der »vita sexualis«. Es jodelt halt doch nicht so naturburschenhaft aus der Lederhose. Sexualität ist erlernt, Sexualität ist hohe Kultur. Wie sagte doch der Dichter und Goethe-Zeitgenosse Wilhelm Heinse so hübsch: »Durch die Bewegung im Beischlaf unterscheidet sich ein Alkibiades vom Bauern.«

Doch zurück zur Last der Sexualität. Sie konfrontiert uns, wie gesagt, mit dem tiefenpsychologischen Substrat unserer Persönlichkeit: Angst vor Nähe, Angst vor Distanz, das Trauma des Verlustes, Dominanzgelüste und Unterwerfungsstrebungen, Narzissmus und Minderwertigkeitskomplex, Wunscherfüllung und Angstbewältigung, Belohnungs- und Bestrafungsfantasien, Hingabe und Abwehr. Nichts ist »feinstofflicher« als die seelische Textur der Sexualität. »Sex«, schreibt mein Lieblingsautor Georges Simenon einmal so herzerfrischend, »ist nicht kompliziert, wenn man von keinem Komplex, sondern von einem Bedürfnis geleitet wird.« Tatsächlich steuern uns gerade in der Partnerschaft die »Komplexe« meist wie willenlose Marionetten. Deshalb ist Sex mit »Unbekannten« einfacher, weil nicht vorbelastet.

Im vorigen Kapitel konstatierten wir: »Die Kombination der Charaktertypen ist schier unendlich, die Beglückungen und neurotischen Reibungen ebenso. In dem Augenblick, in dem wir uns an uns selbst, am Partner und an der Beziehung abarbeiten, begegnen wir den Grundformen der Angst.« Das gilt zugespitzt für die Sexualität. Sie hat mehr mit Wesenseigenart und Angstbewältigung zu tun, als uns lieb ist.

Nehmen wir ein Beispiel aus der Praxis. Eines Tages kam eine etwa fünfzigjährige Frau, nennen wir sie Helga, mit ihrem früh verrenteten, wenige Jahre älteren Mann zu mir in die Beratung. Klaus, um ihn so zu nennen, hatte eine phobische, also eine angstneurotische Struktur. Er verkroch sich in sein Arbeitszimmer, mied Kontakte, Freunde, Telefonate. Die Sexualität funktionierte nicht mehr. Klaus hatte, wie die Urologen das so aseptisch nennen, eine »erektile Dysfunktion«. »Mein Schwanz streikt«, meinte er drastisch. Beide erwarteten, dass ich Klaus' Sexproblem löse. Was für eine Zumutung! Den »Sexualkonflikt« lösen konnten nur die beiden, wenn auch mit meiner Hilfe.

Im Verlauf der Sitzungen, die in solchen »Fällen« eine Mischung von passionierter Anteilnahme, detektivischer Forschung und Aha-Erlebnissen darstellen, kristallisierte sich heraus, dass Klaus nicht der einzige Urheber dieses sexuellen Notstands war. *Sein* Konflikt bestand darin, dass er aus den schlimmen Eindrücken eines emotional im Stich gelassenen Einzelkindes, späterer jahrzehntelanger innerer Vereinsamung und zölibatärer Moral heraus nicht zur Selbstliebe und damit auch nicht zur sexuellen Hingabe fähig war.

Das zu erkennen und zu bearbeiten tat Klaus sehr weh. Oft umfing ich den Weinenden in den für ihn anberaumten Einzelsitzungen und spürte sein unermessliches Leid. Nach rund einem Jahr besserte sich sein Zustand, er tastete sich wieder, zögerlich und mit Rückschlägen, in die bunte Welt hinaus. Klaus stellte, bislang dickleibig und zu leichtem alkoholischen Überkonsum neigend, seine Ernährung und Trinkgewohnheiten um, begann, sich erstmalig in Boutiquen selbst schicke Hosen, Hemden und Jacken zu kaufen – und erwachte sexuell. »Streik beendet«, bemerkte er eines Tages lakonisch. Ende gut, alles gut? Helga glücklich? Die Bettlaken wieder heiß? Keine Rede davon. Die Sexualität klappte immer noch nicht. Jetzt streikte Helga. Sie verweigerte sich. Was, zum Teufel, war los?

Helga wusste es selbst nicht. Sie war doch so glücklich über das »Frühlingserwachen« bei Klaus. Aber etwas in ihr bremste. Wieder fanden Einzelsitzungen statt, diesmal mit Helga. Es wurden aufwühlende Stunden. Helga, die im Rahmen der emotionalen Arbeitsteilung in der Ehe mit dem depressiv verschatteten Klaus die Rolle der ewig Strahlenden, libellenhaft Leichten übernommen hatte, offenbarte, fast wider ihren Willen, eine Leidensgeschichte, die unsichtbar, aber tief Gravuren in ihr Unbewusstes gegraben hatte.

In ihrer ersten Ehe mit einem gefühlskalten und sadistischen Mann war Helga bis an die Grenzen der Vergewaltigung sexuell genötigt und erniedrigt worden. Die Fassungslosigkeit, der Schmerz und die Scham saßen, wie sich jetzt zeigte, abgrundtief. Eben diese Not war es auch gewesen, die das Geheimnis ihrer zweiten Partnerwahl bestimmte. Unbewusst hatte sie sich den sexuell zurückhaltenden, aggressionsgehemmten Klaus als Partner ausgesucht. Seine sexuelle Störung kam ihr, auf einer tieferen Ebene ihrer Persönlichkeitsstruktur, gerade recht.

Als »ungestörte«, symptomfreie Partnerin konnte sie ihre eigenen verborgenen Probleme – sich nicht mehr hingeben zu können – an Klaus *delegieren.* Sie brauchte sozusagen seine Störung, um ihre eigene zu verbergen. Sie überwies das Problem an Klaus und ersparte sich damit die schmerzhafte Konfrontation mit ihrer eigenen Sexualangst. Was ich so nicht geahnt hatte, geschah: Zur Wiedergesundung brauchte die ach-so-fröhliche Helga mehr Zeit als der ach-so-traurige Klaus ...

Der Schweizer Psychoanalytiker Jürg Willi würde in dieser inneren Verstrickung von Helga und Klaus ein »kollusives Arrangement«, eine Art neurotisches Zusammenspiel, sehen. Sexuelle Störungen sind voll von unbewussten Arrangements zwischen den Partnern. Aggressionsgehemmte Männer, die Angst vor ihrer eigenen »penetrativen« Sexualität haben und sie als destruktiv fantasieren, suchen sich »frigide« Frauen und umgekehrt. Paare wählen sich unbewusst als Geschwister aus oder als »Mutti« oder »Vati«, womit sie die Sexualität von vornherein auf ein homöopathisches Maß dosieren und ihrer tiefen Angst vor dem Dionysisch-Triebhaften gemeinsam ausweichen.

Partnerdynamik und Partnerwahl hängen enger zusammen, als wir gemeinhin glauben. Warum haben wir uns eine »brave« Frau, einen »lieben« Mann ausgewählt, obgleich wir doch von einem »rassigen Weib« und einem »tollen Draufgänger« schwärmten? Indem wir einen Menschen zum Partner wählen, *vermeiden* wir immer auch, und besonders im Sexuellen, die uns beängstigenden Offerten anderer Partner und ihres anderen, vielleicht wilderen Menschseins. Wenn ich meine Frau mit meiner Mutter »verwechsle« (oder meinen Mann mit meinem Vater), wird unbewusst das Inzesttabu mobilisiert und ich kann den anderen nicht mehr als sexuell begehrenswert empfinden. Das ist ein Übertragungskomplex. Viele Partnerschaften kommen überhaupt, um das armselige Wort zu gebrauchen, mit einem Minimum an Geschlechtsverkehr aus und leben nicht unbedingt schlecht damit, weil sie sich damit gegenseitig schonen. Wo der Hormonspiegel keine Wellen schlägt, kann man an dessen Klippen auch nicht zerschellen.

Sexuelle Störung eines Partners kann verdeckte Feindseligkeit ausdrücken: »Wir streiten uns ja nie, aber eigentlich grolle ich dir.« Sie kann verstohlene Machtausübung markieren: »Du bist mir ja sonst so haushoch überlegen, aber hier zeige ich es dir.« Sie kann tiefe Selbstabwertung beinhalten: »Ich glaube dir nicht, dass du mich wirklich begehrenswert findest, ich finde mich ja selbst unattraktiv.« Kurz, sexuelle Störungen signalisieren von Abwehr bis Überforderung so ziemlich alles. Und das tun sie durchwegs unbewusst. Wir begreifen nicht, *warum* wir so agieren.

Außerdem ist unsere Sexualität Veränderungen unterworfen, sie ist sozusagen historisch. Im Älterwerden erhält sie, wie ich in meinem Buch ›Zweite Lebenshälfte‹ gezeigt habe, ein anderes, neues Gesicht voller Verunsicherungen *und* Überraschungen.

Man bereut dann, wie es dort heißt, »nicht die Sünden, die man begangen hat, sondern beweint die, die man versäumt hat«.

Bleibt das Generalthema der Lustlosigkeit des schweigenden Paares. In der Mehrzahl der Fälle klagen Männer über die Lustlosigkeit ihrer Frauen. Das mag leicht zu der weit verbreiteten Stammtischüberzeugung passen: »Die Weiber sind alle zickig, sie wollen nie und der Mann kann immer.« Von der Paardynamik aus gesehen, entpuppt sich eine solche Perspektive als naiv, weil undialektisch. In seinem neuesten (wiederum sehr lesenswerten) Werk ›Das Verschwinden der Sexualmoral. Über sexuelle Verhältnisse‹ (1996) analysiert Gunter Schmidt: »Denn offenbar wird sexuelle Verödung in heterosexuellen Beziehungen sehr oft mit geschlechtsspezifisch verteilten Rollen dargestellt: Wenn die *Frau* die Öde spürt und sozusagen für beide ›übernimmt‹, dann kann der *Mann* die Öde verleugnen; *sie* verweigert, *er* kann erobern, Hindernisse überwinden, verführen und er wird sein Verlangen weiterhin mächtig erleben. *Er* konsumiert die Frigidität der Frau, die eigentlich eine gemeinsame ist, wie ein Aphrodisiakum und sichert so zugleich seine sexuelle Überlegenheit und Potenz; *sie* sichert sich das Gefühl, ständig begehrt zu werden.«

Mit anderen Worten: Zwar meckert im Regelfall einer oder eine in der Beziehung über die Lustlosigkeit des/der anderen, aber meist sind beide in der Tiefe lustlos. Nur einer bringt das Unbehagen zur Sprache. Die Abwehr des einen verdeckt nur die latente Lustlosigkeit des anderen. Gunter Schmidt präsentiert in diesem Kontext der Lustlosigkeit Thesen, von denen mir drei außerordentlich wichtig für Paare und ihr Verständnis von Sexualität in der Dauerbeziehung erscheinen.

These 1: »Die Emanzipation schafft den Freiraum für Lustlosigkeit.« Wie das, fragt man sich, ist Emanzipation nicht auch weiblicher Kampf um mehr Lust? Ja, aber auch um selbstbestimmte Lust, vor allem aber um die Möglichkeit, Nein zu sagen, statt wie früher stillzuhalten und »an England zu denken«, wie es Königin Victoria ihren Töchtern empfahl. Oder, noch schlimmer, die Zuflucht zu Unterleibsschwierigkeiten, »Unpässlichkeit« und »Übermüdung« zu nehmen. Auch sensible Männer jenseits der maskulinen Rollenstereotypen dürfen heute sexuelle Langeweile für sich in Anspruch nehmen und müssen nicht länger die Lokomotive unter Dampf spielen.

These 2: »Moderne Beziehungsstrukturen machen die ›natürliche‹ Lustlosigkeit schwer erträglich.« In der Konsumgesellschaft, die sich hierzulande nach der Nachkriegsarmut als Wirtschaftswunder besonders rasant entwickelt hat, gilt sexuelle Dauerleidenschaft als Pflicht, Eros als Ware mit raschem Verfallsdatum und immer neu zu füllenden Regalen.

Das ist eine naive Konsumideologie, die nichts mit dem komplizierten Seeleninterieur des Menschen zu tun hat. Das ganz normale sexuelle Desinteresse im Alltag guter Beziehungen wird flugs zum ubiquitären, allgegenwärtigen Krisensymptom hochgeredet. Schmidt dazu: »So ist heute für viele ein Zustand, nämlich Perioden sexueller Langeweile, unerträglich, ein Zustand, der eigentlich *fester* Bestandteil *fester* Beziehungen ist. Übersehen, vergessen wird, dass auch die Sexualität des Menschen eine Periodizität hat – keine biologische, sondern eine seelisch bestimmte – und sich, wenn es gut geht, in festeren Beziehungen (längere) Phasen sexueller Langeweile mit (kürzeren) Phasen erotischer Anziehung und sexueller Lust abwechseln können.« Wir scheitern, anders gesagt, oft nicht an unserer Sexualität, sondern an unseren *Normen* der Sexualität.

Das ist es auch, was Gunter Schmidt mit dem zu Beginn dieses Kapitels als Prolegomenon angeführten Zitat meint: »Dauer und Leidenschaft versucht unser modernes Beziehungsideal zusammenzuketten und verlangt damit die Quadratur des Kreises.« Lang anhaltende Beziehungen entwickeln genau das Gegenteil von Leidenschaft, Aufregung, Unberechenbarkeit – und sie fahren nicht schlecht damit. Im stabilen Lebensgehäuse einer wasserfesten und sicheren Partnerschaft entwickeln wir

Verlässlichkeit, Ruhe, Berechenbarkeit, Vertrauen, Geborgenheit, kurz, lauter schützende Qualitäten.

Wäre es denn auszuhalten, wenn uns jeder neue Beziehungstag eine Achterbahn von Bluthochdruck und Herzrasen bescherte? In Wahrheit sind wir, wie der Wissenschaftler registriert, »die ersten Menschen in der Weltgeschichte, die das Paradoxon anstreben, eine auf Dauer angelegte, langfristige Beziehung auf etwas eminent Flüchtigem und Unzuverlässigem – nämlich Gefühlen, lebendig fühlbarer Liebe und Leidenschaft – zu gründen«. Das ist schwer – und eine noch nicht zu übersehende Herausforderung am Beginn des neuen Jahrtausends.

These 3: »Die Tabuisierung der aggressiven Dynamik der Sexualität erstickt Erotik und Leidenschaft.« Wir stehen heute vor einer Gefühlsfalle, die wir uns selbst gebaut haben. Wir wollen die Sicherheit und jammern über die verlorene Freiheit. Wir wollen die Vertrautheit der Partnerschaft und klagen über den Mangel an Neuheit. Wir leben monogam und träumen polygam. Wir haben die Sexualität brav in unsere Zweieridylle integriert und sehnen uns nach dem/der aufregenden Dritten. Wir beachten die Hygiene »vorher« und »danach« und desodorieren uns bis zwischen die Fußzehen – und wundern uns, dass der Geruch der Wildheit verschwunden ist. Wir haben alle aggressiven Anteile unserer Sexualität abgeschrubbt – jetzt sind wir überrascht, dass sie uns nicht mehr antörnt.

Nur sanft, rücksichtsvoll, androgyn und esoterisch-schwingend wollten wir die sexuelle Begegnung der Geschlechter und verstehen nun nicht, warum die Lust am Zusammenprall ausbleibt ... Zu starke Vertrautheit wirkt sich sexuell hemmend aus.

Schmidt beschreibt diese sanfte Abtreibung der Lust so: »Das Transgressive, Überschreitende, soll beschnitten, das unberechenbar Wilde und Heftige gestutzt, die Lust auch am fantasierten, spielerischen Risiko verhindert, das Spiel mit Macht und Ohnmacht, Übergriff und Sichwehren beschränkt, die Lust am Überwinden und Überwindenlassen von Körpergrenzen betäubt, Ungewissheit gebannt, Auseinandersetzung vermieden werden. Die gegenwärtige Tendenz, die aggressive Seite der Sexualität zu verbieten, dieses neue Sexualtabu, ist ein neuer Weg, das Sexuelle einzufrieren.«

Die letzten Zeilen mögen manchen schockieren. Im Interesse der therapeutischen Wahrheit möchte ich jedoch noch einen Schritt weitergehen. Nach dem, was ich in der Fülle der Einzelberatungen und zusammen mit meiner Schwester Maria Theresia in den Paargruppen an emotionaler und sexueller Hungerleiderei erlebe, neige ich dazu, Frauen und Männer, die kraftvoll sind, zu Experimenten mit dem zu ermutigen, was man mit Dieter Duhm (›Der unerlöste Eros‹) einen »sexuellen Humanismus« nennen könnte.

Ich wiederhole, was ich bereits in meinem Buch ›Reine Männersache‹ – zum Erschrecken mancher Leser – mit den Worten des Psychologen Michael Cöllen ausgeführt habe. Der Katholik und Paartherapeut kommt in seinem erfahrungsimprägnierten Buch ›Angenommen, mein Partner geht fremd‹ zu der provozierenden Schlussfolgerung: »Wir werden lernen müssen, verschiedene Formeln der Liebe zu leben. Von der ehelichen Treue über die wilde Ehe, Dreiecksbeziehungen und aufeinander folgende Liebesbeziehungen. In einer pluralistischen Gesellschaft gibt es auch pluralistische Formen der Liebe.«

Man mag über diese Beobachtung streiten, aber Paare *sollten* darüber streiten und nicht länger schweigen. Die Vorstellung, dass wir unsere Wildheit und Neugier bis zum Hochzeitstag »ausleben« und uns »die Hörner« abstoßen, um dann buchstäblich über (die Hochzeits-)Nacht »lammfromm« und »anständig« zu werden, ist, psychodynamisch und moralisch gesehen, infantil und verlogen.

Moralische Entrüstung erscheint mir hier als Heiligenschein des Scheinheiligen. Dies erinnert mich an ein Erlebnis der Wiener Künstlerin Elisabeth Joe-Harriet, der Autorin der Streitschrift ›Ich kann nur treu sein, wenn ich frei bin‹. Als sie sich in einer deutschen Talkshow zu ihren Außenbeziehungen bekannte, wurde sie von einer Teilnehmerin der Diskussionsrunde eifernd als Schlampe diffamiert. Als Joe-Harriet nach der Sendung und einem Abendessen in das Redaktionsbüro des privaten TV-Senders zurückkehrte, um ihre Reisetasche abzuholen, erwischte sie die tugendhafte Kontrahentin von vorher in flagranti: beim Doppelkoitus mit zwei Redakteuren …

Mit einer Moral, die ihre normative Druckluft von Konvention oder Religion bezieht, ist in der Frage einer neuen sexuellen Ethik wohl kaum etwas Fruchtbares zu erreichen. Mir fallen zur Moral immer zwei kritische Aperçus großer Denker ein. Goethe, der 1781 gegenüber seinem Freund Johann Kaspar Lavater trocken bemerkte: »Unsere moralische und politische Welt ist mit unterirdischen Gängen, Kellern und Kloaken ruiniert, wie eine große Stadt zu sein pflegt.« Und Georg Christoph Lichtenberg (1742–1799): »Jeder Mensch hat auch seine moralische backside, die er nicht ohne Not zeigt und die er solange wie möglich mit den Hosen des guten Anstands zudeckt.«

Längst hat die »Konsensmoral« (Volkmar Sigusch), also die Verhandlungsmoral der Partner, die tradierten Gebote der lebensfeindlichen Sexualmoral abgelöst. Jedes Paar muss und darf *seine* Wahrheit in der Lust herausfinden, verhandeln, aber auch entwickeln und neu formulieren. Wie das besser funktioniert, darüber berichte ich in dem Kapitel »Liebesverträge in der Beziehung«. Entwicklung ist, wenn es denn überhaupt eine Sicherheit im Fluss der Erscheinungen gibt, die einzige Garantie der Liebe. »Ich habe einen neuen Mann und mein Mann hat eine neue Frau«, erklärte mir einmal eine Klientin nach langem Wiedersehen. Ich tippte verdutzt auf Scheidung. »Nein«, meinte sie, »wir haben uns beide grundlegend verändert.«

Lust und Last sind die beiden natürlichen Pole der Sexualität. Wir dürfen die Last der Sexualität realistisch akzeptieren. Phasen der »Detente«, der Entspannung, und der Fokussierung auf andere Interessen sind normal und der »Periodizität« unseres Seelenlebens geschuldet. Als Gegenpol sollten wir den Wagemut, das Uns-immer-wieder-fremd-Werden und die erotische Durchdringung der Welt, ein lustvolles Besetzen von Menschen und Dingen, suchen. Man kann es fast als mathematische Formel notieren: lebendige Beziehung = lebendige Sexualität. Lust an der Sexualität heißt, über sie zu sprechen, das Schweigen zu brechen und Grenzüberschreitungen zu wagen.

»In der moralischen Entrüstung«, sagt der »wüste« französische Dichter Jean Genet, »schwingt auch immer Besorgnis mit, vielleicht etwas versäumt zu haben.« Das ist es. Denn »abwarten und Tee trinken« ist der Todfeind der Lust. Pantoffel-Atmosphäre erstickt Sexualität. Lust ist immer wieder Aufbruch, zugespitzteste Aktivität, Streitbarkeit der Liebenden. Hören wir noch einmal Gunter Schmidt: »Erotik, intensives Begehren und Erleben, ist ohne Risiko, ohne Angst, ohne Feindseligkeit, ohne Rache oder Triumph, ohne Kampf – zumindestens in Spuren – nicht denkbar, ohne sie resultieren Gleichgültigkeit und Langeweile im Sexuellen. Harmonie ist ein Feind der Leidenschaft. Dieses Bild von Erotik, von intensiv gelebter Sexualität ist schockierend und zeigt zugleich, dass die Vorstellung einer nur zärtlichen, friedfertig-lustvollen Sexualität irreal, ja beinahe asexuell ist.«

Ich komme niemals heil aus einer Liebesgeschichte raus.
Es ist, als hätte man mehrere Häute,
und bei jeder Liebe wird eine Lage Haut verbrannt.
Fanny Ardant (französische Schauspielerin)

Kinder als Liebeskiller

Paare sind beim Übergang in die Familienphase zu sehr in die Mutter- und Vaterrolle geschlüpft, so dass sie sich nicht mehr als Frau und Mann gegenüberstehen. Der Preis dafür ist der Libidoverlust.

Hans Jellouschek: Lebensübergänge in der Paarbeziehung

Kleine Kinder – kleine Probleme, sagt man, große Kinder – große Probleme. Das ist wie bei den meisten Sprichwörtern nur die halbe Wahrheit. Was die Sexualität angeht, möchte ich den Satz umkehren: Kleine Kinder – große Probleme, große Kinder – k(l)eine Probleme. Ein Erlebnis aus der Praxis mag veranschaulichen, was ich damit meine.

Zu Beginn meiner therapeutischen Arbeit kam ein junges Paar, nennen wir sie Hildegard und Franz, zu mir, das mich irritierte. Genauer gesagt, Hildegard brachte mich aus der Fassung. Gekommen waren die beiden, weil »in der Liebe nichts mehr lief«, wie sie sagten. An Sex erinnerten sie sich nur noch wie an etwas Prähistorisches. Während zweier jeweils anderthalbstündiger Sitzungen hatte Hildegard die meiste Zeit den Bub, nennen wir ihn Fränzchen, an ihrer Brust und stillte ihn. Das heißt, Fränzchen nippelte ein wenig, spielte mit Mamas Brüsten wie mit Handbällen, zog ihr die Bluse nach Belieben rauf und runter und okkupierte Hildegard total. Ihre Aufmerksamkeit galt zu zwei Dritteln Fränzchen. Franz, der Ältere, ein schmächtiger junger Mann, dem man dicke Butterbrote und viel Fürsorge gewünscht hätte, saß gleichsam hungrigen Auges und hilflos bei der ganzen Inszenierung dabei. Fränzchen, das Stillkind, war, wie ich erfuhr, bereits zweieinhalb Jahre alt!

Ich spürte, wie zunehmend Groll gegenüber der Situation im

Allgemeinen und Hildegard im Speziellen in mir aufstieg. Zunächst einmal war eine Konzentration auf ein ruhiges Gespräch unmöglich. Aber das ärgerte mich nur vordergründig. Da war mehr. Unfreiwillig wurde ich als Mann immer wieder in das Schauspiel des entblößten Busens hineingezogen und erlebte gleichzeitig, wie dieses Kind jenseits des Stillalters sich herrscherlich der mütterlichen Brüste bemächtigte. Ich wurde unbewusst ausfallend gegen Hildegard und nahm – ein Kunstfehler jeglicher Paartherapie – einseitig für Franz Partei.

Irritiert über meine ambivalenten Gefühle wie über meine Verletzung der therapeutischen Ausgewogenheit, brachte ich den Fall in meiner Supervision vor. Das ist die monatliche Beratung mit meiner vorzüglichen Fachfrau und »Überseherin« (Supervisorin) Gisela Trost-Wiesemann in Düsseldorf. Wir wurden schnell fündig. Ich hatte mit meiner Gefühlsreaktion durchaus nicht falsch gelegen. Ich musste sie nur auf den Begriff bringen und therapeutisch fruchtbar machen: Ich agierte in der Sitzung *stellvertretend* das Hin- und Hergerissensein, den hilflosen Zorn und die Eifersucht aus, die der liebe Franz seit zwei Jahren hinunterschluckte. Franz war der große Verlierer in jenem Kinderspiel, in dem aus der symmetrischen Dyade (Zweierstruktur, von altgriechisch »dys«, zwei) plötzlich eine Triade (»tria«, drei) wird – eine Dreiecksbeziehung voller Spannung und Anspannung. Zugunsten von Fränzchen, dem neuen libidinösen Objekt, verweigerte Hildegard dem fassungslosen Franz Brust und Zuwendung ...

Das ist so neu nicht, aber fast jedes Paar macht diese Erfahrung mit gleicher Verblüffung: Kinder sind Liebeskiller. Da mag ein Martin Luther in seinen Tischreden noch so beredt die Idylle beschwören, »Kinder sind das lieblichste Pfand in der Ehe, sie binden und erhalten das Band der Liebe« – ein Baby bringt die physische Liebe des Paares oft (nicht immer!) an den Rand des Verhungerns.

Ein Baby bedeutet das dramatische Zurückstellen der eigenen Bedürfnisse. Es hält Monate, Jahre und vor allem *nächtelang* beide Eltern auf Trab. Während der von der Arbeit zurückgekehrte Mann abends Lust auf seine »süße junge Frau« verspürt, verfällt die 24-Stunden-Mutter spätestens nach der »Tagesschau« in bleierne Müdigkeit. Je mehr der Kindsvater Fürsorgepflichten übernimmt, desto stärker wird auch er von dem herzigen »Vampir in Windeln« ausgesaugt. Das Paar vernachlässigt Freundschaften und Ausgehen. Die Glocke um das Paar wird undurchsichtig, schalldicht, sauerstoffarm. Oft hat die zu Hause arbeitende Frau nur noch Kontakt mit anderen Müttern am Spielplatz und verödet innerlich. »Zwischen Waschmaschine und Sandkasten«, sagte mir einmal eine studierte Frau, »vertrottele ich langsam.«

Für den Sex, das fröhliche Getümmel der Leiber und Seelen, ist in dieser triangulären Konstellation keine Zeit mehr. Aber auch die psychische Bereitschaft zur erwachsenen Liebe fehlt, vor allem bei den jungen Frauen. Denn das Baby absorbiert ja nicht nur negativ die mütterliche Freizeit und die möglichen Liebesnächte, sondern es sättigt auch positiv die Liebesbedürfnisse der jungen Mutter. Der Vater ist bei dieser libidinösen »Objektverschiebung« ausgeschlossen. Er schwankt zwischen Verständnis und Wut. Wohin soll er mit seinem sexuellen Verlangen? Soll er sich ständig selbst befriedigen? Soll er ins Bordell? Soll er sich »zusammenreißen und kalt duschen« wie in christlichen Internaten?

Die jungen Mütter, die ihre Männer abweisen, bemitleiden sich erfahrungsgemäß eher selbst und lassen sich auch von Beraterinnen ungern zu einer Änderung ihres Verhaltens bewegen. Die Zahl der außerehelichen Flirts und sexuellen Außenkontakte nimmt in dieser Phase, wie alle Paarberater wissen, eklatant zu, ebenso die der Ehekrisen. Die »delinquenten« Männer sind dabei nicht nur einfach »Schweine«, auch die hilflosen Frauen haben ihren Anteil an dem psychischen Desaster. Paare degenerieren in dieser Umbruchsphase sozusagen in die Mami- und Papi-Rolle, diagnostiziert Hans Jellouschek, »so dass sie sich nicht mehr als Frau und Mann gegenüberstehen. Der Preis dafür ist der Libidoverlust.« Der Preis ist hoch, aber nicht unvermeidlich.

»Viele Ehekonflikte haben ihre Wurzeln in den Veränderungen, die durch Schwangerschaft und Geburt auf ein Paar zukommen«, warnt Dr. Claus Buddenberg, berühmt durch sein Werk ›Sexualberatung‹. Das Baby wird zum *Konkurrenten*, vor allem aus der Sicht des Mannes. Die Frau wiederum fühlt sich als Prellbock zwischen *zwei* geliebten Wesen. Der Konflikt ist existenziell. Wer sich nicht klar macht, dass mit einem Kind die alte Beziehung auf Jahre hin zu Ende ist und er/sie die bisherigen Bedürfnisse und Wünsche dramatisch zurückstellen muss, der rutscht in eine Krise, die das Ende der Partnerschaft bedeuten kann. Der Arzt Claus Buddenberg meint: »Selbst wenn Sie abends müde im Bett liegen und mit Ihrem Partner Zärtlichkeiten austauschen, können Sie niemals sicher sein, ob Sie nicht von einer zahnenden Tochter oder einem sensiblen, aus dem Schlaf geweckten Sohn gestört werden. Ich möchte daher bewusst etwas provozierend feststellen: Kinder sind Sexualhemmer.«

Kinder schränken überdies die Liebes- und Lebensformen, mit denen wir gerade zu experimentieren beginnen, rücksichtslos ein. Das schafft Frust und Verdruss. Männer machen sich in dieser Situation gerne klammheimlich vom Acker. Sie reichen sozusagen die innere Kündigung ein. Das ist mit Sicherheit der falsche Weg. Muss man es noch sagen: Je mehr Männer sich den »Arbeitsplatz Kind«, wie Barbara Sichtermann es ausdrückt, mit ihrer Partnerin teilen, desto mündiger gestalten sie die Situation, auch zu ihren eigenen Gunsten.

Generell ist Eltern in dieser Situation zu raten, sich, wann immer es geht, zeitliche Aushilfe durch Babysitter, Halbtagsmütter, Großeltern oder Freunde zu holen und sich mit »sacro egoismo«, mit heiligem Egoismus, einen Freiraum für sich, das heißt ohne Kind, zu schaffen. Ein einziger Kinogang, ein einziger Saunabesuch, ein einziger freier Nachmittag zum Klönen und Schmusen pro Woche kann wahre Wunder wirken. Dass ein Kind rund um die Uhr *alle* Aufmerksamkeit der Eltern braucht, ist eine knüppeldicke Ideologie. Ein Kind profitiert im Gegenteil von der lebendigen Gegenwart und Animation anderer »Bezugspersonen«, Erwachsener und Kinder.

Paare, die den Kulissenwechsel der Lebensbühne bei der Geburt eines Kindes realistisch ins Auge fassen und sich die Mühen und seelischen Ambivalenzen der neuen Situation nicht verschweigen, haben gute Chancen, auch diese Sahelzone vorübergehender sexueller Versteppung zu überleben. Die Wüste lebt! Serengeti darf nicht sterben!

Wer allerdings wie Hildegard und Franz das geliebte Scheusal Fränzchen noch im dritten Lebensjahr Nacht für Nacht im »Gräbele« des Ehebetts, wie die Alemannen sagen, schlafen lässt, der soll sich über dieses Antisexualhormon auf zwei Beinchen nicht wundern.

Ein Trost ist gewiss: Kinder werden älter, und Sexualität lässt sich, wie Sport oder Klavierspielen, durchaus nachholen. Sex ist, wenn man trotzdem lacht.

Selten oder sozusagen nie entwickelt sich eine Ehe glatt
und ohne Krisen zu einer individuellen Beziehung.
Es gibt keine Bewusstwerdung ohne Schmerzen.
C. G. Jung

Die Außenbeziehung – Krise oder Chance?

Lebenslängliche sexuelle Treue ist offenbar eine Chimäre, ein Hirngespinst, ausgedacht, um anderen Menschen ein schlechtes Gewissen zu machen und sie so in Abhängigkeit halten zu können. Wer ein schlechtes Gewissen hat, lässt sich leichter lenken, bevormunden, ausbeuten ...
Zwischen den beiden seltenen Extrempositionen – auf der einen Seite lebenslange Keuschheit, auf der anderen schrankenlose Promiskuität – existiert offenbar ein weitgefächertes Mittelfeld, das durch Lüge, Ideologie und mildtätiges Vergessen eingenebelt ist.

»Liebe. Ein Gefühl wird erforscht«, in SPIEGEL special 5/1995

Die Amtskirche fährt seit zwei Jahrtausenden schwere Kanonen auf: »Wer Ehebruch treibt, ist Verstandes bar; nur der tut's, der sich selber verderben will« (Sprüche 6,32). Schlimmer noch: »Ihr wisst, was es heißt: ›Du sollst keinen Ehebruch begehen!‹ Ich aber sage euch: Wer eine Frau auch nur ansieht und sie haben will, hat mit ihr in Gedanken schon die Ehe gebrochen« (Mt 5,27–28). Kaum dringt da die Stimme jenes Jesus durch, der zu den geifernden Männern um die Ehebrecherin sagt: »Wer da von euch ohne Fehl ist, der werfe den ersten Stein.«

Die Armseligkeit unserer Sprache verrät einiges über das heikle Thema. »Ehebruch«, »Fremdgehen«, »Sünde«, »Scheidungsgrund« – wie gnadenlos und hilflos sprechen wir über eine Situation, die jede(n) von uns einholen kann und die meist ein Indiz für eine tiefer liegende, komplexe Problematik ist. »So sprach mir ein Weib: ›Wohl brach ich die Ehe, aber zuerst brach die Ehe mich‹«, heißt es in Nietzsches ›Zarathustra‹. Der gleiche Philosoph notierte in ›Die Unschuld des Werdens‹ bereits vor über hundert Jahren kritisch: »Wie oft wird grob die Ehe gebrochen, bloß um den Zustand herbeizuführen, in dem eine unerträglich gewordene Ehe gelöst werden kann.«

Seitdem ich in meiner Praxis täglich den »Ehebruch« als gelebte Liebes- und Leidensform erlebe, benütze ich lieber den sachlichen Begriff »Außenbeziehung« oder »Seitenbeziehung«. Denn ich sehe hier alles andere als Leichtfertigkeit, Verstandeslosigkeit und Verderbnis im biblischen Sinn. Ich erlebe im Gegenteil, wie Frauen und Männer, die in eine Außenbeziehung gehen beziehungsweise sich über Nacht in ihr verwickelt sehen, leiden, Skrupel haben und oft kaum wagen, das, was sie als Glück empfinden, zu genießen. Fast alle sind aus einer inneren Not- und Mangellage in diese Situation gekommen und fast immer spüre ich Respekt vor ihrer Ernsthaftigkeit.

Das mag manchen Leser kränken. Das liegt mir fern. Vielleicht kann ich an vier Fallvignetten deutlicher machen, was ich mit dieser Art von »übergesetzlichem Notstand« meine.

- Da ist eine tüchtige Frau mit überschäumender Lebensfreude, schön und sinnlich. Ihr Mann ist arbeitssüchtig, verkopft und asexuell. Die Frau tut alles, um ihn für die Liebe und etwas mehr Leichtigkeit zu gewinnen. Er weigert sich und lehnt auch jegliche Paartherapie ab. Sie liebt ihn, aber sie möchte nicht seelisch und sinnlich verhungern. So gesteht sie mir: »Ich gönne mir ab und zu die Liebe außerhalb.«
- Ein älterer Mann klagt, dass sich seine Frau ihm seit den Wechseljahren sexuell verweigert. Er ist ein liebenswerter Mann und, im Gegensatz zu seiner dick gewordenen Frau, rank und schlank. Seit Jahren geht er einmal im Monat zu einer ihm sympathischen Prostituierten. Er liebt den Sex. Vielleicht wird er sich demnächst in seinem Sportclub nach einer erotischen Partnerin umsehen. Er ist gleichzeitig fürsorglich seiner Gattin gegenüber und will sie nicht verlassen, »weil sie mir ansonsten eine gute Frau ist«.

- Eine Klientin hält die Ehe mit ihrem extrem zwanghaft strukturierten Mann nur durch das jahrelange »Ventil« einer Außenbeziehung mit einem spontanen, lebensfrohen Mann aus. Gleichzeitig hat sie Angst, dass ihr Mann eine Scheidung psychisch und physisch nicht verkraftet. Sie fühlt sich verantwortlich für ihn wie für ein Kind.
- Eine Frau antwortet auf die latente, nicht gelebte Homosexualität (und Depressivität) ihres Mannes, der sich ihr im Bett entzieht, mit einer Außenbeziehung.

Natürlich – das merkt man selbst bei diesen verknappten seelischen Stenogrammen rasch – stellen die Außenbeziehungen in diesen vier Fällen keine Lösungen dar. Sie charakterisieren eine Extremsituation oder einen Übergangszustand, aus dem sich die Offenbarung einer Krise und eine Veränderung der Ehe oder aber eine Trennung ergeben mag. Man schätzt heute, dass im Verlauf einer langjährigen Ehe bis zur Hälfte der Frauen und Männer einander »untreu« werden.

Frauen holen hierbei mächtig auf. Der gesellschaftliche Wandel ist für jeden, der Augen hat, unverkennbar. Offensichtlich gerät dabei immer mehr die »Treue zum anderen« mit der »Treue zu sich selbst« in Widerspruch. Geht es hier nicht um einen uralten Konflikt zwischen Treue zum alten und neuen Lebensentwurf, zwischen Bewahren und Fortschritt? Der österreichische Dichter Hugo von Hoffmannsthal formulierte dies einmal im größeren Zusammenhang so: »Es handelt sich um ein simples und ungeheures Lebensproblem, das der Treue. An dem Verlorenen festhalten, ewig beharren, bis an den Tod – oder aber leben, weitergehen, hinwegkommen, sich verwandeln und dennoch nicht zum gedächtnislosen Tier hinabsinken.«

Muss die Außenbeziehung immer eine Tragödie sein? Meistens ist sie es. Sie bricht über die drei oder vier darin Verstrickten wie eine schwere Krankheit herein. Alles wird anders. Fest geglaubte Bindungen wanken. Einer bricht auf. Einer bleibt zurück. Schuldgefühle und Betrugsvorwürfe beherrschen plötzlich die Lebensbühne. Das Gleichgewicht der Beziehungsbalance zerbricht. Das neue Beziehungsdreieck schmerzt den verlassenen Partner höllisch: »Es ist eine alte Geschichte, doch bleibt sie immer neu. Und wem sie just passieret, dem bricht das Herz entzwei« (Heinrich Heine).

Wenn ein Paar in dieser Situation einer Außenbeziehung zu mir kommt, erlebe ich fast immer den gleichen Anspruch an mich. Der oder die »Betrogene« wünscht, dass ich dem Partner moralisch die Leviten lese und schleunigst den alten Zustand vor der Dreieckssituation wiederherzustellen helfe, ohne dass Wesentliches in der Beziehung geändert wird. Ich werde dann oft bockig und reagiere mit dem, was man in der Psychotherapie eine »paradoxe Intervention« nennt. »Dein Partner«, sage ich, »müsste für seine Außenbeziehung eigentlich das Bundesverdienstkreuz bekommen.« – »Warum das?«, lautet dann die erstaunte Gegenfrage. »Weil«, antworte ich, »weil damit endlich euer alter Saftladen in Frage gestellt wird!«

Das kling hart, aber es ist so. Meist zerstört die Außenbeziehung nur das, was ohnehin zerstört ist, das dürre Geflecht der Unlebendigkeit, der verborgenen Lügen und der Langeweile. Daran sind beide beteiligt. Ich werde den Teufel tun, den »treuen« Partner, der mir seine hoch moralische Entrüstung wie ein Hund sein Stöckchen vor die Füße legt, aus der Haftpflicht zu entlassen. Wer in dieser Situation die Moral für sich pachtet und rein formal auf dem Ausschließlichkeitsanspruch der Ehe insistiert, der verbaut sich selbst die Möglichkeit, seinen eigenen Anteil an der Beziehungskrise und damit die Chancen einer Entwicklung wahrzunehmen. Einen anderen zum Sündenbock zu machen bedeutet immer, eigene Verantwortung zu delegieren.

Natürlich muss sich umgekehrt der Partner, der in die verborgene Außenbeziehung geflüchtet ist, sehr kritischen Fragen stellen: Warum habe ich nicht innerhalb der Beziehung um die Entwicklung und das Glück der ursprünglichen Paar-Utopie gekämpft? War es Konfliktscheuheit, Angst vor dem übermächtigen Partner, Bequemlichkeit, Hilflosigkeit? Solange eine Außenbeziehung im Verborgenen gelebt wird, wirkt sie wie ein geheimes Ventil: Der Druck im Beziehungskessel wird klammheimlich abgelassen, statt dass die Kompression bis zum Platzen steigt, die Warnanlage in Gang setzt – und Veränderung erzwingt.

Ist es nicht in Wahrheit so, dass die Krise einer Außenbeziehung beiden Partnern die entwicklungsorientierte Chance bietet, ihre Beziehung einmal von außen, aus der Vogelperspektive zu sehen? Der oder die »Untreue« und der oder die »Verlassene« müssen und können jetzt das Haben und Soll ihrer Beziehung sichten, Zwischenbilanz ziehen und die Krise als Aufforderung zum Wandel nutzen. Hat nicht der eheliche »Ausreißer« in seiner Dynamik jene Sehnsucht ausagiert, die der oder die andere »Brave« sich in Wirklichkeit nur nicht traute? Und, noch einmal, ist »Untreue« nicht oft auch »Treue zu sich selbst«, zur eigenen Bedürftigkeit und Stimmigkeit? Erich Fried hat in einem kleinen Achtzeiler die komplizierte Dialektik von Untreue als Treue zu sich selbst zu bedenken gegeben:

Treue

Es heißt:
Ein gebrochenes Versprechen
ist ein gesprochenes
Verbrechen.

Aber kann nicht
ein ungebrochenes Versprechen
ein ungesprochenes
Verbrechen sein?

Das Kostbarste an einer Krise durch Seitenbeziehung scheint mir die Fülle der Fragen zu sein, die sie aufwirft:

Was ist der Mangel unserer Beziehung?

Welches Glück realisiere ich in der Außenbeziehung, das ich mir in der Binnenbeziehung nicht gönne?

Welches Ungleichgewicht in der Ehe will ich mit meiner Außenbeziehung austarieren?

Will ich meinem Partner entkommen?

Will ich meinem dominanten Partner gegenüber mit der Außenbeziehung Selbstständigkeit demonstrieren?

Will ich endlich einmal nehmen, statt immer zu geben?

Will ich, umgekehrt, aus der Überversorgung und Bevormundung heraus und endlich einmal selbst geben?

Bedeutet die Außenbeziehung eine Suche nach mir selbst?

Spiegelt mir der/die Geliebte andere Facetten meiner Individualität?

Lasse ich meinen bisherigen Partnern meinen »Möglichkeitssinn« (Robert Musil), das heißt meinen potenziellen Entfaltungsreichtum, unterdrücken?

Wiederhole ich in der Ehe meine alte Eltern-Kind-Beziehungssituation? Meine Mutter-Fixierung? Meine Unterwerfungsrituale gegenüber dem allmächtigen Vater?

Warum habe ich mich so viele Jahre selbst verraten?

Habe ich als Mutter-Sohn aus meiner Frau die Mama gemacht, der ich offiziell zu gehorchen habe und vor der ich inoffiziell nach Art kleiner Jungen ausbüchse?

Habe ich als Vater-Tochter, als die ich immer noch im Bannkreis dieses »ersten Mannes meines Lebens« agiere, die männliche Rolle übernommen, werte meine Mutter und damit meine Weiblichkeit ab und froste mit all dem meinen Mann ein?

Lebe ich in meiner Außenbeziehung zum ersten Mal eine erwachsene Liebesbeziehung?

Warum habe ich es zugelassen, dass die Erziehung unserer Kinder unsere Sexualität gekillt hat?

Warum habe ich mich hinter den Kindern versteckt?

Warum bin ich als Mann in den Beruf geflüchtet?

Warum hocken wir ständig beieinander und lassen nichts Neues in unserem Leben zu?

Warum habe ich keine eigenen Freunde mehr?

Warum beschütze ich meinen Partner nur, anstatt auch etwas von ihm zu verlangen?

Warum flüchte ich oder flüchtet der andere chronisch in Krankheiten?

Was haben wir alles unter den Teppich gekehrt?

Warum bettele ich um Sexualität, statt sie selbstbewusst einzufordern?

Warum streiten wir uns nie?

Warum streiten wir uns ständig?

Warum lasse ich nicht den Gedanken zu, auch ohne meinen Partner leben zu können?

Warum rede ich mit meinem Partner nicht über die »unerledigten Geschäfte« zwischen uns?

Das sind Fragen über Fragen. Endlich bietet sich aber nun mit der Außenbeziehung die Möglichkeit, sich von neurotischen Beziehungsformen zu verabschieden und die Kontaktbarrieren wegzuräumen. Die Erfahrung der Seitenbeziehung mag für den davon passiv Betroffenen halsabschnürend sein und sein ganzes bisheriges Vertrauenssystem einstürzen lassen. Aber enthält sie nicht, wie kein anderes Beziehungsgeschehen, die einmalige Chance, den alten, überlebten Paarentwurf realistisch zu überprüfen und einen neuen zu wagen? Kann das Paar nicht endlich aus der Alltagsroutine ausbrechen und Facetten des beiderseitig ungelebten Lebens, den »Schatten« (C. G. Jung) der Paarbeziehung, fruchtbar machen? Der Schatten wäre dann das bislang noch nicht gewagte Schöpferische beider.

Wie wäre es denn, als männliches oder weibliches Opfer im Beziehungsdreieck, anstatt gegen die Rivalin/den Rivalen zu wüten und sie/ihn platt zu machen, sich einmal mit der »Schattenfeindin«/dem »Schattenfeind« zu befreunden, um herauszufinden, welches von mir Ungelebte sie/er verkörpert? Die Schweizer Psychoanalytikerin Verena Kast legt den Betroffenen diesen außergewöhnlichen, aber befreienden Weg nahe. Wenn, umgekehrt, der Täter/die Täterin die Untreue als Treue zu sich selbst zu erkennen wagt, gewinnt er/sie nicht die Möglichkeit, die wieder entdeckte Lebenslust in die alte Beziehung einzubringen?

Ich erlebe mit schöner Regelmäßigkeit, dass das Drama einer offen gelegten Außenbeziehung eine gewaltige Erschütterung auslöst und plötzlich alle kritischen Fragen auf den Tisch katapultiert. »Wir haben«, sagen mir diese Paare dann, »noch nie so viel miteinander gesprochen wie seit dem großen Knall.«

Die Außenbeziehung ist kein Zufall. Sie ist die Wahrheit eines Paares, sein verborgenes Defizit. Sie geht beide an. Wenn die Zweierbeziehung zur Dreierbeziehung geworden ist, steht die große Beziehungs- und Lebensinventur an. Jeder von beiden muss und darf sich aber auch die Frage stellen: Will ich mit dem alten Partner noch zusammenbleiben? Oder klammere ich an unserer Beziehung nur noch aus Angst vor dem Alleinsein? Oder fürchte ich die Verurteilung der Mitmenschen (»Was werden die Leute sagen?«)?

Wer selbst die Außenbeziehung gewagt hat, darf sich die Erlaubnis geben zu fragen: Bin ich es mir schuldig, die nicht mehr lebbare Beziehung mit dem alten Partner zu verlassen und die neue Liebe und meine Wandlung zu legitimieren? Ein solcher Entscheidungsprozess ist fast immer langwierig und qualvoll.

Außenbeziehungen bringen naturgemäß Lügen, Verheimlichung, Unschönes mit. Darauf reitet das Opfer herum. Doch das sind gleichsam die »Spesen« einer solchen biografischen Wendezeit. »Täter« und »Opfer« entdecken Aggressionen, unbeglichene Rechnungen, Kleinkariertes, Gemeinheiten, kurz, die dunklen Schatten in sich und am anderen. Das ist normal und doch fürchterlich schmerzhaft. Oft erschwert die Existenz von Kindern die Entscheidung. Aber ist den Kindern mit einer zerrütteten Beziehung gedient?

Ich habe in der Beratung noch keine Frau und keinen Mann erlebt, die/der sich den Weggang leicht gemacht hätte. Schließlich haben die Verlassenden meist noch ein schwer wiegendes Stück Liebe zum alten Partner in sich. Die Gefühle zu ihm sind doch nicht über Nacht erloschen. Eine gemeinsame Geschichte bindet und die Kosenamen liegen noch auf der Zunge ... »Wer sich selbst treu bleiben will«, sagt Christian Morgenstern in den ›Stufen‹, »kann nicht immer anderen treu bleiben.«

Wer sich mit quälenden Skrupeln in einer neuen Liebe und Lebenswirklichkeit einrichtet und eine langjährige Bindung beendet, der mag Trost in einem Wort Theodor Fontanes (›Vor dem Sturm‹) finden: »Eine Treue kann die andere ausschließen. Wo die Bewährung der einen durch die Verletzung der anderen erkauft werden muss, da wird freilich immer ein bitterer Beigeschmack bleiben; aber gerade der, der diesen Beigeschmack am bittersten empfindet, wird aus den reinsten Beweggründen heraus gehandelt haben.«

Ich werde oft von Betroffenen gefragt, ob sie eine Außenbeziehung in jedem Fall dem Partner »beichten« müssen. Schon die Wortwahl erscheint mir verräterisch. Sind wir denn katholische Beichtkinder? Offenheit um jeden Preis ist eine infantile Haltung. Das erzwingen autoritäre Eltern oder eine totalitäre Beichtstuhlkirche von ihren Kindlein. Das Ideal einer mündigen Beziehung ist selektive und essenzielle Offenheit, aber nicht gläserne Transparenz. Auch Liebende dürfen und sollen Geheimnisse voreinander haben und keinen Offenbarungszwang.

Ist ein »Seitensprung« noch offen zu legen, wenn er für den

Akteur seine Bedeutung verloren hat, völlig unnötige Schmerzen auslösen würde und das Paar sich längst an einem anderen Punkt seiner Entwicklung befindet? Ist die sexuelle und emotionale Neugier, die sich eine vitale Frau, ein neugieriger Mann gestattet, wirklich um jeden Preis Gegenstand eines ehelichen Gerichtsverfahrens?

Es wäre gut, wenn Partner rechtzeitig und im Wandel der Dinge immer wieder neu ihren Begriff von »Treue« klärten. Sind emotionale Treue (»Ich werde immer zu dir stehen«) und sexuelle Treue (»Ich möchte Sexualität auch mit anderen«) identisch? Kann Zweisamkeit alles bieten? Für den einen ja, für den anderen nein. Es gibt keine Norm dafür, wenn man einmal von den sexualneurotischen Dienstplanvorschriften des Vatikans absieht. »Es genügt nicht, von Treue zu reden«, bemerkt der vom Papst amtsenthobene »sanfte Rebell« Bischof Jacques Gaillot, »Sexualität außerhalb der Ehe ist ein gesellschaftliches Massenphänomen« in ›Eine Kirche, die nicht dient, dient zu nichts‹.

Seitenbeziehungen, schreibt der bereits zitierte katholische Therapeut Michael Coellen, »können auch rechtschaffen, gesund und notwendig sein«. Auch wenn sich mancher Leser entrüsten mag, so trifft dieser erfahrene Psychologe eine auch von mir immer wieder beobachtete seelische Wahrheit, wenn er registriert, »dass eine Seitenbeziehung oft heilsam und befreiend ist, manchmal auch als letzter Rettungsanker für das sonst völlig demolierte Selbstwertgefühl dient«.

Coellen wertet das außereheliche Liebesverhältnis im Rahmen einer langen Beziehung nicht allein als Krisensymptom, sondern auch als »Ausdruck des gesunden Lebens und der Lebenskraft des Einzelnen«. Hermetisch abgeschlossene Partnerschaften haben nach Beobachtung wohl aller Paartherapeuten die Tendenz zur Erstarrung und Dekompensation. Jede Paarbeziehung durchläuft nach Coellen Phasen der Hingabe wie der Distanzierung zu- und voneinander: »In der Realität gibt es keine absolute Treue. Der Mensch ist nicht statisch, sondern er wandelt sich ständig und kann nicht für alle Zeiten auf die Gefühle, die er am Beginn einer Partnerschaft erlebt, festgelegt werden«, schreibt er in ›Heilende Partnerschaft‹.

Über Treue und Eros sollten wir in der Beziehung sprechen. Es nützt nichts, die Begierden hinter einem Gartenzaun zu verbarrikadieren. Der Schweizer Paartherapeut Jürg Willi meint in seinem Standardwerk ›Koevolution. Die Kunst des Wachsens‹ dazu: »Die wenigsten Menschen richten ihre erotischen Strebungen länger dauernd ausschließlich auf eine Person. Die erotischen Beziehungen zu verschiedenen Personen sind vielfältig und unterschiedlich und brauchen die erotische Qualität der Lebensgemeinschaft nicht zu beeinträchtigen, ja, können sie im Gegenteil oft erhöhen. Die Offenbarung und ›Klärung‹ aller Geheimnisse droht das Leben flach und eindimensional zu machen und ihm den Reichtum der Komplexität, des Fantastischen und Unauslotbaren zu rauben. So bleibt insbesondere die erotische Beziehung zum Lebenspartner auch bei äußerer Stabilität innerlich meist fluktuierend in Nähe und Distanz, Zuwendung und Abwendung, Offenheit und Geheimnis, in Intensität und Abziehen der erotischen Strebungen auf andere Beziehungen. All diese Wechsel sind ein Teil des gemeinsamen Lebens und gehören zum Wechsel von Glück und Verletztheit. Höhepunkte und Tiefen sind Teile des gemeinsamen Lebens. Paradoxerweise führt der Anspruch auf völlige Offenheit in der Praxis oft zur Verschlossenheit, die aber wegen Verschleierung und Verleugnung gar nicht angesprochen werden kann.«

Nicht die Außenbeziehung ist das eigentliche Problem, sondern die zugrunde liegenden Konflikte sind es, der emotionale Hunger, oft aber auch die schiere Lebenslust und Triebfreude. In diesem Sinn mahnte der englische Philosoph Bertrand Russel in ›Marriage and Morals‹ schon vor Jahrzehnten: »Ehebruch dürfte meiner Meinung nach keinen Ehescheidungsgrund abgeben. Denn wohl die wenigsten Menschen werden, sofern sie nicht durch Hemmungen oder starke moralische Bedenken zurückgehalten werden, ohne gelegentliche ausgeprägt ehebrecherische Impulse durchs Leben gehen.« Goethe reimte sarkastisch: »Verwechsle nie Enthaltsamkeit mit Mangel an Gelegenheit.« Diese desillusionierende Wahrheit erfahren kreuzbrave Ehepaare oft perplex, wenn bei der Rheumatherapie eines Partners der berühmt-berüchtigte »Kurschatten« die Bühne betritt: Gelegenheit macht Liebe!

Es stimmt einfach nicht, dass jede Affäre automatisch das Ende einer Ehe einläutet. Manche Ehen möbelt sie auf, manche Partner tolerieren sie, manche gehen wie an einem Gift daran ein. Nicht selten ist die Außenbeziehung auch eine »amour fou«, eine verrückte Liebe, Faszination pur. Generell wirft die Existenz so vieler sexueller Begegnungen außerhalb der Partnerschaft drängende, heute noch unlösbar erscheinende Fragen auf: Bleibt der Eros in unserem bürgerlich-christlichen Ehekonstrukt der lebenslänglichen Monogamie nicht unerlöst?

Schon bürgert sich angesichts der hohen Scheidungsraten der Begriff des »Lebensabschnittspartners« und der »temporären Polygamie« ein. Verträgt sich der heutige Pluralismus der Denk- und Lebensformen mit der ehelichen Kasernierung der Sexualität, die aus einer früheren Epoche strenger biologischer und ökonomischer Zwänge stammt? Schon damals gab Nietzsche in ›Der Wille zur Macht‹ zu bedenken: »Bei den Ehen im bürgerlichen Sinne handelt es sich um die gesellschaftliche Erlaubnis, die zwei Personen zur Geschlechtsbefriedigung aneinander erteilt wird.« Die Ehen seiner Zeit sahen auch danach aus. Der Dramatiker August Strindberg notierte grimmig: »Manche Ehe ist ein Todesurteil, das jahrelang vollstreckt wird.«

Außenbeziehungen erweisen sich oft, rückblickend betrachtet, als Vorboten des Wandels – wenn das Paar nicht ängstlich das Gespräch vermeidet oder einseitig die Kränkung thematisiert, sondern die Wahrheit über die Beziehung sucht. Unerlässlich ist jedoch die glaubwürdige Form der *gegenseitigen* Verzeihung. Denn beide Partner sind sich doch offensichtlich seit längerer Zeit nicht mehr gerecht geworden. Der Stuttgarter Paartherapeut Hans Jellouschek sagt für die weibliche Seite: »Oftmals lebt die Geliebte Seiten des Frauseins, die die Ehefrau vielleicht schon lange nicht mehr lebt, denen sie sich vielleicht sogar verweigert. Damit ist sie konfrontiert und damit steht für sie die Frage an: Was ist mit mir als Frau los? Wie will ich leben?« (in ›Semele, Zeus und Hera. Die Rolle der Geliebten in der Dreiecksbeziehung‹).

In seinem Einpersonenstück ›Effis Nacht‹ lässt Rolf Hochhuth wiederum Fontanes »treulose« Heldin, deren Geliebter von ihrem standesstolzen Ehemann im Duell getötet wurde, sagen: »Also nur seine Eitelkeit können die verjährten Briefe meines Liebhabers noch verletzt haben ... Doch was heißt: nur? Eben aus den Briefen hat er ja ablesen müssen, was *ihm* fehlte an Feuer und Liebe und Fantasie ... und Lebenskultur ...«

Wenn wir aufhören, bei der Aufdeckung einer Außenbeziehung sämtliche Schleusen der bigotten Empörung zu öffnen, und stattdessen die »Suche nach der verlorenen Zeit« beginnen, eröffnen wir uns, dem Partner und unserer Partnerschaft große Chancen. Wie oft habe ich in meiner Praxis erlebt, dass Seitenbeziehungen wie Jungbrunnen wirkten! Wie oft hätte ich dem vor sich hin grämenden, lethargischen »Betrogenen« eine ähnlich pulstreibende Erfahrung gern gewünscht! Manchmal konnte ich den Verdacht kaum unterdrücken, dass er/sie insgeheim schlicht neidisch war auf das Erlebnis seines risikofreudigeren Partners. »Ich bin doch ein blöder Hund«, rief so ein waidwund geschossener Ehemann vor meinen Ohren der »untreuen« Ehefrau zu, »dass ich damals mit meinem Kurschatten nicht ins Bett gegangen bin!« Beide mussten lachen – und zogen ihren Ehekarren aus dem Sumpf.

Wo der ständig abgewiesene Partner das Machtspiel beendet und es nicht länger beim hilflosen Protestieren belässt, sondern die Verantwortung für seine eigene Sexualität übernimmt und sie bei einem Dritten findet, ist es meist mit der scheinbaren Lustlosigkeit des Ehepartners binnen Stunden vorbei. Plötzlich bemüht sich der Mann/die Frau, den Abtrünnigen wiederzugewinnen. Auf die Gefahr, dass mir ein Leser die Ohren abreißt: Sexualität ist oft blanker Machtkampf!

Der oder die »Untreue« kann, so verblüffend es klingt, den Partner nachträglich beschenken. Wenn sie/er ihm/ihr nämlich offen gesteht, was sie/ihn in die Arme des/der Dritten getrieben hat:

»Ich habe keine Zärtlichkeit mehr von dir bekommen, keine Aufmerksamkeit, keine Sexualität.«

»Ich stieß auf jemanden, der meine Interessen teilt.«

»Seit zwei Jahren hast du das Kind an der Brust, stillst nicht ab, nimmst die Lütte noch in unser Ehebett.«

»Du pflegst dich nicht, deine Erscheinung stößt mich ab.«

Solche Sätze sind schneidend wie kalte Schneeluft, aber sie bereinigen. Der Partner kann sich ihnen mit seiner Sicht der Dinge, die ja auch eine Wahrheit ist, stellen. Überstandene Krisen machen Paare reifer, vielleicht auch etwas weiser.

Interessierten Lesern möchte ich zwei Bücher zur Vertiefung dieses Themas empfehlen: ›Warum Frauen Verhältnisse haben‹ von Ingrid Füller und ›Warum hast du mir das angetan? Untreue als Chance‹ von Hans Jellouschek.

Bei Jellouschek habe ich genau das gefunden, was mir in der Praxis mit Rat suchenden Frauen und Männern begegnet, die mit aller Qual und Seligkeit in einer Außenbeziehung stehen:

»Ich erlebe sehr oft, dass in einer Außenbeziehung plötzlich eine tiefere Möglichkeit des Menschseins, eine tiefere Möglichkeit von Liebe und Hingabe erlebt wird, wie sie vielleicht noch nie oder schon lange nicht mehr erlebt worden ist. Die Menschen werden plötzlich aus ihrem Alltag herausgerissen und entdecken Fähigkeiten, an die sie nicht geglaubt haben. Durch die neue Liebe geraten sie in eine ganz neue Lebenssituation. Der Mensch erkennt, was ihm in der Liebe möglich wäre ... Es leuchtet also ein Stück Hoffnung auf, dass noch mehr möglich sein könnte, als man bislang in seinem Leben für möglich gehalten hat.«

In diesem Sinn möchte ich den »Treuen« wie den »Treulosen« im Konflikt der Außenbeziehung Hoffnung machen. Behaltet die Nerven! Klärt die verworrene Situation! Verzeiht euch! Außenbeziehungen gibt es nun einmal. »Die Liebe ist ein seltsames Spiel«, sang Connie Francis vor Jahrzehnten schon, »sie kommt und geht von einem zum andern. Sie nimmt uns alles, doch sie gibt auch viel zu viel, die Liebe ist ein seltsames Spiel.«

Sicher ist eines: Die Krise einer Außenbeziehung verändert die Beziehung blitzartig, sofern sich beide Partner der unbequemen Konfrontation beherzt stellen. Das wird zweifelsohne ein schmerzhafter Prozess radikaler Ehrlichkeit und tiefer Aussprachen. Er verlangt Behutsamkeit und beiderseitigen konstruktiven Willen. Gelingt die Auseinandersetzung, kommt es zu einer Weiterentwicklung und Reifung des Paares. Beide gewinnen im positiven Falle eine neue emotionale und erotische Kultur. Die Außenbeziehung gibt uns, ob wir wollen oder nicht, einen Einblick in das Unberechenbare der Liebe. Wer darüber mehr wissen will, für den habe ich das Buch ›Außenbeziehung. Ende oder Neubeginn der Liebe‹ geschrieben.

Was wäre die Liebe ohne das Element des Ver-rückten, des Unkalkulierbaren, des erotischen Blitzschlags. Erich Fried hat dies in einem seiner schönsten Gedichte ausgesprochen:

Was es ist

Es ist Unsinn
sagt die Vernunft
Es ist was es ist
sagt die Liebe

Es ist Unglück
sagt die Berechnung
Es ist nichts als Schmerz
sagt die Angst
Es ist aussichtslos
sagt die Einsicht
Es ist was es ist
sagt die Liebe

Es ist lächerlich
sagt der Stolz
Es ist leichtsinnig
sagt die Vorsicht
Es ist unmöglich
sagt die Erfahrung
Es ist was es ist
sagt die Liebe

Das Zwiegespräch – Büchsenöffner für die Seele

Man muss sich also selbst einen Reim darauf bilden, dass Gespräche in der Liebe fast eine größere Rolle spielen als alles andere. Sie ist das gesprächigste aller Gefühle und besteht zum großen Teil ganz aus Gesprächigkeit.

Robert Musil: Der Mann ohne Eigenschaften

»Liebe ist eine Produktion«, bemerkte Bert Brecht. Diese realistische Wahrheit erfährt ein Paar unerbittlich, wenn es seine Beziehung einrosten lässt. Wenn beide nicht mehr miteinander reden und sich auf den Ego-Trip begeben. Wenn beide unfreundliche Bemerkungen machen und den Partner mit subtilen Spitzen knapp unter der Explosionsgrenze reizen. Wer hat das nicht schon einmal erlebt! Das Zusammenleben wird zur Hölle, frei nach Sartre: Die Hölle – das ist der andere.

Wie die alltägliche Sprachlosigkeit viele Partnerschaften vor Kälte erstarren lässt, das erschreckt und barmt mich in der therapeutischen Praxis immer wieder aufs Neue. Hier fallen mir etwa Juliane und Bernd ein (die Namen sind, wie immer, verändert). Juliane, in der infolge einer gefühlskargen Kindheit die Wunde der Ungeliebten schwärte, hatte sich in ein Dasein nahezu ununterbrochenen Krankseins geflüchtet. Ihre Krankheiten waren Hilfeschreie an Bernd, die Familie und die Umgebung, ihre Not wahrzunehmen und Zuwendung zu spenden.

Mit dem chronifizierten Krankheitszustand hielt Juliane sich aber zugleich und paradoxerweise den eigenen Mann emotional und sexuell vom Leib. Sie verhinderte so exakt den Eros und die Gefühle, nach denen sie sich verzehrte. Natürlich übte sie, wie viele Frauen, mit ihrem ostentativen Kranksein gleichzeitig indirekt Aggression und Macht gegenüber dem Partner aus. Je mehr sie jammerte, sich hilflos machte und sich an Bernd klammerte – eine Freundin und Freunde hatte sie nicht –, umso kühler, verschlossener und unerreichbarer wurde Bernd. Als ich sie getrennt zum Gespräch bat, entdeckte ich bei Bernd wie bei Juliane Wut, Unverständnis, Ausgehungertsein und Liebessehnsucht. Die Sprachlosigkeit war zum Supergau ihrer Beziehung geworden: Getrennt vereint – das ist das Drama dieser und vieler anderer Paare.

Beziehung leben heißt miteinander sprechen. Sprechen und nicht schwätzen. Sprechen über das, was unter den Verkrustungen in uns vorgeht. Sprechen über das, was uns wütend macht. Sprechen über unser Gekränktsein. Sprechen über unser Glück, unsere Erwartungen, unsere kleinen und großen Freuden, unsere Ängste, unsere Minderwertigkeitskomplexe, unsere Größenfantasien. Sprechen über unsere erotischen Fantasien. Sprechen über unsere Zukunftserwartungen, unsere Entwicklung, unsere nächtlichen Träume. Sprechen über den Zustand unseres Körpers, die Dramen des Alltags, berufliche Anfechtungen und Erfolge, über unsere Kinder, unsere Freunde, unsere Familie, unsere Welt. Nietzsche definierte die Ehe schlechthin als ein langes Gespräch, wenn er den – damals – männlichen Leser fragte: »Glaubst du, dich mit dieser Frau bis ins Alter hinein gut zu unterhalten? Alles andere in der Ehe ist transitorisch (vorübergehend – M. J.), aber die meiste Zeit gehört dem Gespräche an.«

Als ein Büchsenöffner für die Seele hat sich in meiner Praxis und unseren Paarseminaren das »Zwiegespräch« erwiesen. Der verstorbene Frankfurter Medizinprofessor und Psychotherapeut Michael Lukas Moeller hat die ebenso simple wie fabelhafte Technik des Paargesprächs in ›Die Wahrheit beginnt zu zwei‹ und ›Worte der Liebe. Erotische Zwiegespräche‹ vorgestellt. Beide Bücher kann ich nur empfehlen. Wie geht so ein Zwiegespräch? In leichter Abwandlung sieht es etwa so aus:

1. Man sucht sich als Paar Themen aus, die auf den Nägeln brennen oder auch einfach nur schön sind. Jeder hat ein Vorschlagsrecht. Die Themen werden Stück für Stück durchgearbeitet. Sie sollten Grundsätzliches wie Praktisches, Strittiges wie Übereinstimmendes, Oberflächliches wie Tiefes beinhalten: Die Aufteilung unserer Haushaltsarbeit. Die Gestaltung der Freizeit. Den Urlaub. Die Kindererziehung. Erotik und sexuelle Fantasien. Die Pflege der Freundschaften. Den Dauerstreit. Meine Kindheit und Familienprägung. Deine Kindheit und Charakterbildung. Meinen Beruf. Deinen Beruf. Meine Sehnsucht. Deine Sehnsucht. Gesundheit. Regelung der Geldfragen. Meine Ängste. Deine Ängste ...

Bei den Themen ist es wichtig, einerseits »heiße Eisen« anzupacken und nicht um die verborgenen Konflikte herumzureden, andererseits aber das Zwiegespräch nicht allein zur Konfliktlösung zu instrumentalisieren und ihm damit einen negativen Beigeschmack zu geben. Wichtig ist beim Zwiegespräch der vertrauensvolle und intime Austausch von Erkenntnissen und Gefühlen, von »Selbstporträts«, die oft erst im Augenblick des Sprechens entstehen.

2. Das »Setting«, das heißt die räumlich-zeitliche Anlage des Zwiegesprächs, ist wichtig. Wir sitzen uns als Paar direkt gegenüber, so dass zwischen die Knie kaum noch ein Löschblatt passt. Wir trinken nicht, wir rauchen nicht, wir stricken nicht. Wir sind uns körpersprachlich ganz zugewandt, voller Respekt und Neugier. Wir schalten jede mögliche Störung von außen aus, das heißt, die Kinder müssen definitiv im Bett sein, das Telefon wird nicht abgenommen, an der Haustür kann klingeln, wer will. Jede Unterbrechung würde das Zwiegespräch wie ein Blitzschlag töten. Das echte Zwiegespräch

ist wie Liebe machen, ein Vorgang der Intimität und Konzentration, der feinsten Nuancen und Zwischentöne. In der Ruhe des Zwiegesprächs erholen wir uns vom lärmenden Alltag und kommen uns näher. Das Geheimnis der Stille beschützt dieses Sprechen.

3. Der Ablauf des Zwiegesprächs ist immer gleich. Wir nehmen uns – da weiche ich pragmatisch von Moeller ab – eine Stunde Zeit. Diese teilen wir in dreimal zwanzig Minuten. Die ersten zwanzig Minuten spricht A, die zweiten zwanzig Minuten B, die dritten und letzten zwanzig Minuten gehören beiden als Dialog. Wenn ein Paar es sich zutraut, kann es, wie Moeller vorschlägt, auch dreimal eine halbe Stunde wählen, vor allem, wenn das Herz voll ist und die Zunge überfließt. – Die von mir bevorzugte einstündige Form macht allerdings, wie ich festgestellt habe, den Paaren weniger Angst.

Wer nun dran ist zu sprechen, dem gehört die ganze Zeit, die vollen zwanzig Minuten. Der Partner darf ihn nicht unterbrechen, keine Bemerkungen machen, ihn nichts fragen. Er hat nur schweigend und wohlwollend zuzuhören. Es ist eine absolut neue Erfahrung für den Sprechenden – zwanzig Minuten dehnen sich zu einer Ewigkeit. Es vollzieht sich das, was der Dichter Heinrich von Kleist in der Überschrift eines berühmten Essays ausgedrückt hat: »Die allmähliche Verfertigung der Gedanken beim Sprechen«. Man staunt selbst, was da aus dem eigenen Inneren in die Sprache drängt. Man spürt plötzlich Gefühle, Freude oder Tränen aufsteigen. Ich fühle, was alles verborgen in mir seit längerem bereitlag. Ich thematisiere mich selbst.

Der übliche Bürgerkrieg des Gesprächs, bei dem jeder nur wie ein Kämpfer darauf lauert, dass der andere Luft holt, um ihm dann schnell ins Wort zu fallen, bleibt aus. Der Sprechende kann ganz bei seinem Gedankengang bleiben, vor allem aber darf er auch schweigen und ins Nachdenken versinken. Denn natürlich muss nicht die ganze Zeit gesprochen werden. Es ist für die meisten Paare ein anrührendes Erlebnis, gelegentlich auch schweigend miteinander verbunden zu sein. Umgekehrt darf der zuhörende Mann/die zuhörende Frau sich ganz auf das Lauschen konzentrieren, darf förmlich in den anderen hineinkriechen. Wo sonst nicht richtig zugehört, sondern im Kopf bereits an der Erwiderung, Entkräftigung und Rechtfertigung, kurz, an dem verbalen Konterschlag gefeilt wird, gilt hier die Gnade, entrückt lauschen zu dürfen. Der oder die Sprechende ist ganz bei sich, der oder die Lauschende hat ganz seine/ihre Seele geöffnet.

4. Unerlässlich im Zwiegespräch ist das Sprechen in der Ich-Form. Das ist aus zwei Gründen wichtig. Einmal pflege ich, wenn ich das Wort »man« benutze, von mir abzusehen und zu generalisieren. Ich sage zum Beispiel: »Nach einem anstrengenden Arbeitstag braucht *man* eine Flasche Wein, um abzuspannen.« Alle brauchen das also angeblich. Richtig ist doch vielmehr: »Nach einem anstrengenden Arbeitstag brauche ich eine Flasche Wein, um abzuspannen.« Warum gerade ich? Warum gerade eine Flasche Wein? Warum nicht einen Spaziergang, eine zärtliche Umarmung, das Sprechen mit den Kindern, das Toben mit dem Hund, Gitarre spielen, ein Buch lesen, in der Hängematte ein Schläfchen machen? Mit dem generalisierenden »man« habe ich unter der Hand meine Verantwortung abgeschüttelt. Alle Welt, behaupte ich, tue es so. Ich bin unkenntlich für mich selbst geworden.

Zum Zweiten »kolonialisiere« und »okkupiere« ich den anderen/die andere, wenn ich die Ich-Form vermeide. Ich sage zum Beispiel: »Du hast dich am Wochenende hinter deiner Bügelei versteckt, weil du mal wieder nicht mit mir schlafen wolltest.« Woher weiß ich eigentlich so genau, was in der Partnerin vorging? Schon habe ich sie mit einem massiven Vorwurf zur Angeklagten gemacht. Ich habe sie »kolonialisiert«, denn ich weiß ja angeblich genau: Die blöde Kuh versteckt sich in der Bügelkammer, spielt die Geschäftige, um den sexuellen Brotkorb für mich höher zu hängen.

Angemessener ist meine Feststellung in der Ich-Form. Sie könnte etwa so lauten: »Am Wochenende hatte ich so Lust auf dich. Du hast stundenlang gebügelt. In mir (Ich-Form!) kam das Gefühl auf, dass du dich mir damit sexuell entziehen wolltest.« Wählt der Mann diese Form der offenen, nicht beschuldigenden Kommunikation, erreicht er gleich zweierlei. Einmal rekonstruiert er exakt seine Gefühlslage vom vergangenen Wochenende:

»Wenn ich es genau bedenke, dann habe ich dein Bügeln als Ausweichmanöver vor der Sexualität verstanden. Ich war so hilflos. Ich habe aber auch den Mund nicht aufgekriegt, um dich danach zu fragen. Ich habe den Mut verloren, erotisch um dich zu werben, und habe selbst den Rückzug angetreten. Zuerst war ich wütend, dann war ich, wie öfter in der letzten Zeit, traurig. Mit dieser Trauer bin ich in die neue Woche gegangen. Stell dir vor, in mir wuchs das Gefühl, ich sei gar nicht mehr attraktiv für dich. Vielleicht bin ich überhaupt ein unerotischer Mann geworden. Ich habe mir in letzter Zeit ja auch einen Bauch angefressen. Weil ich niedergeschlagen bin? Das alles beschäftigt mich. Findest du mich noch attraktiv? Ja, jetzt werde ich traurig. Das nimmt mich doch alles mehr mit, als ich dachte ...«

Umgekehrt eröffnet die ich-bezogene Aussage des Mannes im Zwiegespräch der Frau die Möglichkeit, wenn ihre zwanzig Minuten gekommen sind oder im abschließenden Dialog, das innere Drama des Mannes liebevoll zu verstehen und ihre eigenen Gefühle bei diesem Vorfall zu erkunden *und* preiszugeben.

Etwa so: »Danke, dass du mir das jetzt gesagt hast. Nein, ich habe mich nicht vor deinen erotischen Erwartungen zurückgezogen. Ich habe dein Begehren gar nicht gemerkt. Das ist vielleicht schlimm, aber es hat einen ganz anderen Grund. Ich bin immer noch traurig über meinen Konflikt mit unserer

Tochter. Das beschäftigt mich Tag und Nacht. Ich will dir das ja auch nicht immer zumuten. Ich brauche im Augenblick viel Zeit für mich. Da bietet sich die Arbeit im Bügelzimmer an. Du bist ein attraktiver und liebenswerter Mann. Vielleicht habe ich dir das in der letzten Zeit zu wenig zu verstehen gegeben. Das tut mir Leid. Vielleicht sollten wir beim nächsten Zwiegespräch mein Verhältnis zu unserer Tochter zum Thema machen. In mir sitzen noch viele Tränen. Die müssen heraus. Ich glaube, du wirst mich gut verstehen und trösten. Ich muss mich einfach einmal aussprechen darüber. Ich glaube, wenn ich da über den Berg bin, dann habe ich auch wieder, wie früher, kräftig Lust auf Sex. Vielleicht sollten wir auch einmal dein ›Bäuchlein‹ zum Gegenstand des Zwiegesprächs machen. Du bist überanstrengt. Frag dich einmal, ob du dich nicht falsch ernährst und deine Spannungen mit Bier abzubauen versuchst. Ich kenne das, bei mir ist es die Sucht nach Süßigkeiten in solchen Situationen …«

5. Wie oft sollte man das Zwiegespräch durchführen? Meiner Erfahrung nach: in Krisenzeiten jede Woche einmal, im Normalfall einmal im Monat. Das sind immerhin zwölf tiefe, einstündige Seelenbegegnungen pro Jahr!

Gegen das Zwiegespräch bauen sich erfahrungsgemäß bei dem einen oder anderen Partner, oft auch bei beiden Widerstände auf. Sie werden als solche nicht sichtbar, weil wir zum Verschieben und schließlich zur Aufgabe unserer Zwiegespräche meist zeitliche Gründe vorschieben. Tatsächlich geht es um unsere Angst vor der Klarheit, Wahrhaftigkeit und Berührung im Zwiegespräch. Deshalb ist es wichtig, einen »jour fixe« für die Zwiegespräche auszumachen, am besten gleich für alle zwölf Monatsgespräche.

Wenn man sich einmal an den Ernst und die Innigkeit des Zwiegesprächs gewöhnt hat, möchte man es nicht mehr missen. Endlich stimmen Sender und Empfänger ohne jede Undeutlichkeit und jedes Nebengeräusch überein. Endlich funktioniert diese »Tätigkeitsform einer Zwei-Personen-Selbsthilfegruppe« (Moeller). Statt uferloser Diskussionen über die »Beziehungskiste« erleben wir wechselseitiges Einvernehmen, gefühlte Intimität, kurz, die »Selbstgeburt des Paares« (Moeller). Beide können jeweil mit Kleists Prinzen von Homburg sagen: »Ich bin gewiss: Mein Wort fiel, ein Gewicht, in deine Brust.«

Die Selbstbeziehung und die Paarbeziehung gedeihen gleichermaßen. Wir lassen die Enttäuschung und Wut, aber auch die positiven Gefühle heraus und überwinden die Fremdheit zwischen uns beiden getrennten Individuen. Denn vergessen wir nicht: Jeder von uns hat vierundzwanzig Stunden »Kino« im Kopf, bis in die Träume seiner Nächte hinein. Aber wie wenig sprechen wir darüber! Das, was wir dem Partner davon erzählen, ist gleichsam die Spitze des Eisbergs, der sich zu einem Zehntel über dem Wasser befindet, während neun Zehntel in den Meerestiefen des Unbewussten beziehungsweise Nichtgesagten schlummern.

»Du musst mich doch verstehen«, denken wir vom anderen. Doch wie sollte er? Er haust doch nicht in unserem Kopf. Nur das Sprechen schlägt die Brücke. Sprechen ist wie das Morsen von Kontinent zu Kontinent. Denn jeder von uns sieht die Welt in gewissen Teilen anders. Jeder von uns lebt im ständig wechselnden Bewusstseinsstrom von Gefühlen, Impressionen, körperlich-geistigen Erschütterungen. Im letzten Kern unserer prozessualen Existenz sind wir einsam. Unsere Einsamkeit schreit nach Verständigung.

Sprachlosigkeit macht uns zu Emigranten innerhalb unserer Beziehung. Liebe ist gute Kommunikation. Beziehung ist im Alltag oft chronisches Missverstehen. Der häufigste Satz, den ich im Sprechzimmer höre, lautet: »Mein Partner versteht mich nicht.« Nur mit dem Sprechen beugen wir der Abstumpfung der Partnerschaft vor. Wir akzeptieren die Unkenntnis des anderen und die eigene. Wir erhalten Auskunft. Wir lernen, unsere Beziehungsspiele zu durchschauen. Wir vermenschlichen uns, indem wir reden. Wir sprechen in Gefühlen statt in Begriffen. Wir machen uns für unsere eigenen Gefühle verantwortlich, statt den anderen zum Sündenbock unseres Elends zu stilisieren (»Du machst mein ganzes Leben kaputt!«).

Regelmäßige Zwiegespräche sind wie Radarstationen zum Orten der eigenen und der fremden Seele. Sie sind Selbstdarstellung und Fremdwahrnehmung in einem. Sie sind eine Wachstumsmethode. Sie liefern immer wieder neue Energie für unsere Paarevolution. Die Worte des Zwiegesprächs knüpfen an die Erkenntnis von George Batailles in ›Die Tränen des Eros‹ an: »Was nicht bewusst ist, ist auch nicht menschlich.«

Zwiegespräche sind kostenlose Selbsttherapie. Um unser Beziehungs-Ich zu heilen, müssen wir es anschauen wie ein Arzt, der sich Wunden und Verletzungen anschaut. Zwiegespräche stiften eine neue Beziehungskultur. Sie sind – wie mir Paare, die sie in Lahnstein lernten, immer wieder bestätigen – aphrodisischer Natur. Sprechen macht sinnlich. Sprechen bringt uns in Hautfühlung. Das bedeutendste Geschlechtsorgan sitzt bekanntlich nicht in der Unterhose, sondern zwischen den Ohren: Es ist das Sprachzentrum. »Das Menschlichste, was wir haben«, sagt Fontane in seinem Roman ›Unwiderbringlich‹, »ist doch die Sprache, und wir haben sie, um zu sprechen.«

Wenn Liebe, nach Brecht, wie wir hörten, eine Produktion ist, so ist die Sprache das Produktionsmittel der Liebe. »Lass die Sprache dir sein, was der Körper den Liebenden«, formulierte Friedrich Schiller. »Er nur ist's, der die Wesen trennt und der die Wesen vereint.« Spannung, Fremdartigkeit, Unverständnis gehören zum Wesen menschlicher Beziehung. Sie sind das Salz der Liebe. Zwei Partner sind nie deckungsgleich. Die Differenz zwischen ihnen macht die Spannung aus. Das Zwiegespräch ist der Büchsenöffner für die Seele. Indem ich mich dem Partner erkläre, gebe ich zugleich ihm und mir mein aktuelles Selbstporträt. Die Liebe ist der sprachliche Prozess des Einander-Suchens und – Einander-Findens.

Bei fast allen Paaren hat ein Partner die Rolle des ewig Sprechenden übernommen, der andere die des großen Schweigers. Das Zwiegespräch stellt, gleichsam mit der Apothekerwaage ausgewogen, eine oratorische Ökonomie der Gleichheit her. Sie nötigt den Vielredner sanft zur Begrenzung, den Verschlossenen zur Rede und zumutbaren Preisgabe. Das Zwiegespräch beendet die Quälerei jener fragwürdigen emotionalen Arbeitsteilung in der Beziehung, in der die eine verbal drängt, emotional Brücken schlägt, Angebote macht und der andere mit Mauern und Rückzug reagiert.

Vor allem Männern eröffnet das Zwiegespräch die einmalige Chance, die Verpanzerung aufzubrechen, weich zu werden, sich selbst zu fühlen und sich für den anderen zu öffnen. Wir Männer schweigen ja nicht einfach nur aus Bockigkeit und blankem Machttrieb, obgleich auch Elemente dieser Haltungen in unserer Kommunikationsverweigerung virulent sind. Wir haben das Sprechen und Gefühle-Zeigen oft einfach nicht gelernt. Am Ende finden wir uns als Gefangene in einer emotionalen Trutzburg, die wir aus Angst vor der vermeintlich bösen Welt immer höher gebaut und zementiert haben.

Wo wir Männer uns zum Zwiegespräch bekennen und es nicht mehr auf Drängen der Frau, sondern freien Herzens praktizieren, da brechen wir auf aus unserer ständigen emotionalen Generalmobilmachung gegen den Rest der Welt. Wir ersticken nicht länger im Zement unseres inneren Festungsbaus. Erich Fried hat in einem Gedicht diese schauerliche Herzensverhärtung auf dem imaginären Schlachtfeld des männlichen Lebens lakonisch formuliert:

Bereitsein war alles

Um mich vorzubereiten
auf die Belagerer
lernte ich
mein Herz immer kürzer halten

Das dauerte lange
Jetzt nach Jahren der Übung
versagt mein Herz
und ich sehe im Sterben das Land

als hätte nur ich
mich belagert
von innen
und hätte gesiegt:

Alles leer
Weit und breit
keine Sturmleitern
keine Feinde

Liebesverträge in der Beziehung

Manche Ehen gehen an der beiderseitigen Unfähigkeit zugrunde, sich auszusprechen. Sie schweigen sich tot.

Sigmund Graff

Als das Paar zum ersten Mal zu mir kam, war die Stimmung so eisig wie in einem Tiefkühlfach. Die beiden, nennen wir sie Renate und Alexander, sprachen nicht mehr miteinander. Renate setzte sich auf einen Korbsessel, Alexander auf das bunte Sofa in meiner Praxis. Beide schauten in eine andere Richtung. Renate klagte. Alexander machte ein verschlossenes Gesicht, zu wie ein Banktresor. Renate weinte. Alexander wurde blass vor kaum verhohlenem Zorn. Mir fiel das Herz in die Hose. Was konnte ich als Therapeut tun, um diesem tiefgefrorenen Paar beim Auftauen zu helfen?

Renate führte Beschwerde: »Alexander macht im Haushalt nichts. Er sitzt immer nur da. Ihn interessiert nur der Sport im Fernsehen. Er ist Kettenraucher. Er ist nicht zärtlich zu mir. Er belegt das ganze Haus mit seinem Schweinestall.« Alexander konterte eisig: »Sie schimpft nur noch mit mir. Sie klammert. Sie gönnt mir meinen Sport nicht. Sie erpresst mich mit ihrem leidvollen Hundeblick. Sie verweigert mir Sexualität. Ich habe die Schnauze bis oben voll.«

Beides klang wahrhaftig. Paare präsentieren sich gegenseitig ihre je subjektive Wahrheit. Wie die deprimierende Mischung von Aktion und Reaktion, Provokation und Erpressung zustande gekommen war, das wussten freilich beide nicht mehr. Beide befanden sich in den Schützengräben ihres ehelichen Stellungskrieges und der Materialschlachten. Beide waren erbittert, beide fühlten sich ge- und enttäuscht, beide kehrten ihre

Stacheln nach außen. Insgeheim sehnten sie sich nach einem Ausweg aus dem Dilemma. Beide schreckten vor einer Trennung zurück, denn die gemeinsame Substanz war, das ahnten sie, immer noch da und trotz aller neurotischen Verschüttungen lebenskräftig.

Im geschützten Raum der Paarberatung konnten sich Renate und Alexander nach Monaten erst einmal richtig aussprechen. Jeder nahm den Zorn, die Verletzung, aber auch die Sehnsucht des Partners wahr. Ich passte wie ein Schießhund auf, dass keiner den anderen an die Wand redete oder totschwieg. Dann bat ich Renate und Alexander, sich auf zwei Sessel einander gegenüber zu setzen und sich vier Fragen nacheinander zu beantworten.

Was ärgert mich an dir? »Dein Desinteresse, dein Rückzug, deine Drohnenhaftigkeit im Haushalt«, sagte Renate. »Du nimmst mir die Luft mit deinem Klammern«, meinte Alexander.

Was liebe ich an dir? »Deine kraftvolle Männlichkeit, deinen schönen schlanken Körper, deinen Witz«, bekannte Renate. »Deinen weichen schönen Körper, deine Weiblichkeit und Fürsorge«, sagte Alexander. Beide waren sichtlich gerührt. Sie rückten mit den Sesseln einander näher.

Was wünsche ich mir von dir? »Mitarbeit im Haushalt, zwei ruhige Abende in der Woche nur mit Lesen und Schmusen und Zärtlichkeit vor dem Sex«, meinte Renate leise. »Dass du klar sagst, was du von mir willst, und mich nicht mit Gekränktsein bestrafst«, wünschte sich Alexander.

Dann schlossen beide einen einfachen Vertrag über jeweils drei Punkte, die sie einzeln mit Handschlag, wie beim bäuerlichen Kauf einer Kuh, bekräftigten. Renate vereinbarte: »Ich sage in Zukunft klar, was ich will, und flüchte nicht in Weinen und Erpressen. Ich räume dir genügend Zeit, vor allem am Wochenende, für deinen Sport und deine Sportfreunde ein. Ich gebe dir wieder Sex.«

Alexander: »Ich beteilige mich, nach klaren Regelungen, am

Haushalt, stelle die Unordnung in den gemeinsamen Räumen ein und rauche nicht in deinem Stockwerk. Ich verbringe feste Zeiten, und zwar ohne Fernsehen, gemütlich mit dir. Ich gebe dir Zärtlichkeit.«

Ein Vierteljahr später betraten Alexander und Renate scherzend und fröhlich meine Praxis. Sie hatten zugegeben, mit dem einen oder anderen Regelverstoß die Liebesverträge eingehalten, den schweigenden Bürgerkrieg beendet und Zärtlichkeit in ihrer Beziehung wieder zugelassen. Im Verlauf einiger weniger Paarsitzungen erholte sich die Beziehung. Das liebenswerte und patente Paar hatte wieder Freude aneinander und experimentierte inzwischen bereits mit eigenen, neuen Liebesverträgen. An die Stelle des stummen Leidens und Wütens waren produktiver Streit, Geben und Nehmen, Aushandeln von Positionen und Klarheit getreten. Die Beziehung war trotz oder gerade wegen der unterschiedlichen Charaktere von Renate und Alexander wieder lebendig. Sie führten Zwiegespräche und entwickelten sich zu fairen Vertragspartnern.

Von Zeit zu Zeit neue Verträge in der Beziehung zu schließen, vor allem wenn sie in die Krise geraten ist und Groll und Hass die Liebe vergiften, ist ein Segen. Ohnehin besteht jede Beziehung aus unsichtbaren Verträgen: »Ich kümmere mich um Haushalt, Kleidung und häusliche Neuanschaffungen, du regelst die Steuererklärung, die Geschäftssachen, die Kontoführung und die Inspektion des Autos.«

Unsere Eheschließung beginnt bereits mit einem vor dem Standesamt und oft noch zusätzlich in der Kirche geschlossenen Vertrag, in »guten und schweren Tagen« zusammenzuhalten und auf Ewigkeit zusammenzubleiben. Jahre später wissen wir, wie problematisch dieser recht naiv geschlossene Vertrag ist. Das macht gegen weitere Verträge in der Beziehung misstrauisch. Denn es ist nicht zu leugnen: Der fundamentale Vertrag unserer Beziehung, die Eheschließung, ist sehr oft durch Zwänge entstanden.

Wir haben geheiratet, weil ein Kind unterwegs war: Über die Hälfte aller Ehen werden hierzulande wegen einer Schwangerschaft geschlossen. Die Eltern haben uns zur Eheschließung mehr oder weniger genötigt. Die Ehe hat uns die Möglichkeit gegeben, aus der Familie zu flüchten. Wir haben geheiratet, weil wir Sicherheit brauchten. Oder weil wir uns nach einer geregelten Sexualität sehnten. Weil wir es für unser Selbstbewusstsein brauchten, einen gut aussehenden Mann »abzukriegen«. Weil es uns wichtig war, den Freunden und Arbeitskollegen eine »schicke Frau« zu präsentieren. Und schließlich befanden wir uns zum Zeitpunkt des Ehevertrags in einem Zustand fieberhafter Verliebtheit beziehungsweise, wenn man es juristisch formulieren will, in einem Zustand »eingeschränkter Zurechnungsfähigkeit«.

Mit diesem Vertrag haben wir den Partner und uns selbst auch gefesselt und unsere Ängste, verlassen zu werden, mit dem Beton der Justiz und der Kirche zementiert. Falls der andere einmal fortlaufen wird, so wird er den Vertragsbruch mit einer teuren Scheidung berappen und, sofern er Katholik ist, damit bezahlen, dass er nicht mehr kirchlich heiraten darf und in einem »sündigen Verhältnis« leben wird. Die Konventionalstrafen für die Verletzung des Ehevertrags sind saftig, der religiöse Druck gewaltig. Ich erinnere mich, wie ein dogmatisch anthroposophisch orientierter Klient seiner Frau, die ihn verlassen hatte, den Bann nachschleuderte: »Die Ehe ist unauflöslich!«

Die vertrocknete Partnerbeziehung mit neuen Vereinbarungen wieder blühender werden zu lassen bedeutet zuerst einmal, das alte Beziehungsvertragswerk zu erkennen und kritisch zu sichten. Stimmt es überhaupt noch? Hat es jemals gestimmt? Basiert es auf unrealistischen Voraussetzungen? Ist es eine Kopie meines elterlichen Ehevertrages? Enthält es neurotische Züge? Ist dieses Vertragswerk überhaupt noch zeitgemäß? Welche ideologischen Konstrukte stehen hinter ihm? Ist es patriarchalisch imprägniert?

Ich bin immer wieder sprachlos, auf welche hinterwäldlerischen und emanzipationsfeindlichen Beziehungsverträge ich bei der Paararbeit stoße. Da weigert sich ein Mann, seine Hemden zu bügeln. Da hat eine Frau kein eigenes Konto beziehungsweise keinen Zugriff auf ein gemeinsames Konto! Da steckt eine Frau alle Arbeit in das Haus, ohne Miteigentümerin zu sein oder zumindest bei einer Trennung eine Ablösungssumme erwarten zu dürfen. Geldfragen sind nicht geregelt.

Noch immer gehen die meisten ungeschriebenen Ehe- und Beziehungsverträge auf Kosten der Frau. Sehr oft haben sie knebelnden Charakter und gewähren den Partnern kaum Eigenständigkeit. Wie sagte Nietzsche doch in ›Menschliches, Allzumenschliches‹: »Wenn die Ehegatten nicht zusammenlebten, würden die guten Ehen häufiger sein.«

Schauen wir uns einmal zur besseren Illustration einen Ehevertrag vom Ende des 19. Jahrhunderts an, der vielfach als Vorlage bei der Heirat diente: den »Ehevertrag zwischen Ferdinand und Louise«. Praktisch alle zehn Artikel darin sind fragwürdig, wenn man sie genauer anschaut. Erkenne ich etwas von unserem Ehevertrag darin?

Artikel 1 lautet: »Wir lieben uns innig, wir fühlen, dass wir ohne einander nicht glücklich werden können, und verbinden uns daher auf ewig zu treuen Gatten.«

Ohne dich werde ich also nicht glücklich? Gebe ich mit diesem Satz nicht meine ganze Selbstständigkeit und meine Verantwortung für mein Glück auf? Idealisieren wir uns mit diesem Satz nicht ausweglos? In den Großstädten Deutschlands leben schon fünfzig Prozent der Erwachsenen als Singles, ganze zwanzig Prozent in Ehen, dreißig Prozent in anderen Partnerschaftsformen! Ist es wirklich verantwortungsvoll, uns »auf ewig« Liebe und Treue zu versprechen? Kann man Liebe garantieren wie die Golddeckung einer Währung?

Artikel 2 postuliert: »Ferdinand weiht und heiligt sein ganzes Dasein Louisen, um ihr durch rastlosen Fleiß ein schönes und sorgenfreies Dasein zu verschaffen.«

»Prost Mahlzeit«, möchte man dem armen Ferdinand zurufen, »da hast du dir ja eine schöne Bienenkönigin an Land gezogen!«

Artikel 3 hat es gleichfalls in sich: »Louise wird sich dagegen bestreben, durch häusliche Wirtschaftlichkeit sich und ihn auf der goldenen Mittelstraße des ehrlichen Auskommens zu halten.«

Armes Louischen – Kinder, Küche, Kirche werden deinen Lebensinhalt bilden. Versuche ja nicht, selbstständig zu werden, zu studieren, einen Beruf zu ergreifen oder die Zeitschrift ›Emma‹ zu abonnieren!

Den Terror der Harmonie offenbart Artikel 4: »Da im Ehestand die Kleinigkeiten oft die Quelle großen Zwistes sind, so verpflichten wir uns, einander in unbedeutenden Dingen ohne den leisesten Widerspruch nachzugeben.«

Was soll das für eine Beziehung geben, wenn bereits über unbedeutende Dinge nicht gestritten werden darf! Alles wird unter den Teppich gekehrt. Dort sieht es dann auch aus wie bei Hempels unterm Sofa.

Symbiose, also Verschmelzung und Egalisierung um jeden Preis, verrät Artikel 5: »In der Tracht zum Beispiel richtet sich jeder Teil nach des anderen Geschmack. Ferdinand enthält sich einer nachlässigen Kleidung, um Louises Auge nicht zu beleidigen, und Louise vermeidet, sich durch übertriebenen Schmuck vor der Welt den Schein zu geben, als wolle sie fremde Männer fesseln.«

Darf ich als verheiratete Frau für andere Männer, ja für mich selbst, nicht mehr attraktiv sein? Muss ich mich als Mann bedingungslos nach dem Geschmack meiner Frau richten, mich möglichst noch im Partner-Look gewanden?

Von der Milch der frommen Denkungsart ist auch Artikel 6 geprägt: »Die gebieterischen Worte: ›Ich will, ich bestehe darauf, ich befehle‹, werden in unserem häuslichen Wörterbuch gestrichen.«

Sicherlich, Kommandos sind in der Beziehung fehl am Platz, das unterscheidet die Liebe von der Bundeswehr. Aber sind »gebieterische Worte« wie »Ich will« nicht manchmal geradezu eine Labsal in der Ehe? »Ich will mit meiner Freundin allein in den Urlaub fahren und du verbietest es mir nicht!« – »Ich will die Fortbildung absolvieren, das kannst du mir nicht verweigern!« Wir sind und bleiben Individuen und sollten die Beziehung nicht zu einem Politbüro der Einstimmigkeit machen. Bertrand Russell konstatierte in ›Marriage and Morals‹: »Sollen endlich alle Möglichkeiten der Ehe ausgeschöpft werden, dann müssen Mann und Frau begreifen lernen, dass beide in ihrem persönlichen Leben frei sein müssen, wie auch das Gesetz sich dazu stellen möge.«

Die Artikel 7 bis 9 entpuppen sich als richtige Kettenhund-Paragrafen. Sie verraten die latenten Ängste, die heute noch viele Beziehungen prägen: »Louise wird sich nie in Gesellschaften das geringste Scheinzeichen von Nichtachtung ihres Mannes entgleiten lassen; denn jede Gattin, die sich solche zweideutigen Äußerungen still erlaubt, gibt dadurch anderen Männern gleichsam das Signal, sich ihr mit Siegeshoffnungen zu nahen.«

Artikel 8: »Ferdinand wird Louisen öffentlich ehren, damit sie auch von anderen geehrt werde. Er wird keinem anderen Frauenzimmer durch schmeichelhafte Huldigungen, die über die Schranken der geselligen Höflichkeit hinausgehen, einen kränkenden Triumph über seine Gattin gestatten.«

Artikel 9 wird noch deutlicher: »Wir wollen beide in der Wahl unseres Umgangs vorsichtig sein und besonders keine falschen Hausfreunde dulden, die gleich Schlangen im Busen die ruhigen Freuden unseres Bundes vergiften können.«

Man kann Ferdinand und Louisens Zeitgenossen Nietzsche verstehen, wenn er angesichts solcher zwangsneurotischer Klauseln notierte: »Die Ehe ist die verlogenste Form des Geschlechterverkehrs.« Und: »Die Ehe ist genauso viel wert als die, welche sie schließen« (in ›Die Unschuld des Werdens‹).

Fehlt noch Artikel 10: »Zwischen Mein und Dein findet keine Grenzscheidung unter uns statt.«

Genau um das Mein und das Dein geht es jedoch, materiell und ideell, in jeder Beziehung. Eben hier setzt die Vereinbarung eines neuen Vertrages in der Beziehung positiv an. Positiv, weil ich, um einen neuen Beziehungsvertrag zu schließen, erst einmal meine eigenen, authentischen Bedürfnisse erkennen und zulassen muss. Weil ich nicht mehr das Opferlamm spiele, sondern mich verantwortlich um meine Interessen kümmere. Frauen sind, wie gesagt, durch ihre Erziehung prädestiniert zur Opferrolle. »Ihm zuliebe« opfern sie ihre eigene Persönlichkeit.

Im Vertrag akzeptiere ich meinen Partner als Partner und nicht als Gegner, den ich insgeheim, wie es so oft in Beziehungen geschieht, über den Tisch ziehe. In dem Moment, in dem ich mich mit meinem Partner zum Aushandeln eines neuen Vertrages zusammensetze, beende ich meine Bockigkeit, mein verletztes oder boshaftes Schweigen und meine Druckmechanismen. Ich eröffne das Gespräch. Ich mache mir selbst klar, was ich will, und ich erfahre präzis, was der Partner will. Schweigen ist Blech, Reden ist Gold! »Was man nicht bespricht«, sagte Goethe, »das bedenkt man auch nicht recht.«

An die Stelle des einen ursprünglichen Ehevertrages mit all seinen tollkühnen Versprechungen und Unwägbarkeiten sollte im Verlauf einer lebendigen Beziehung ein Netz praktikabler Liebesverträge treten. Nietzsche hat, um noch einmal die Kritik zu wiederholen, den ursprünglichen Ehevertrag als hastig komponierte Ouvertüre zu der ganzen späteren Lebenssymphonie in ›Morgenröte‹ scharf kritisiert: »Es sollte nicht erlaubt sein, im Zustande der Verliebtheit einen Entschluss über sein Leben zu fassen und einer heftigen Grille wegen den Charakter seiner Gesellschaft ein für alle Mal festzusetzen: Man sollte die Schwüre der Liebenden öffentlich für ungültig erklären und ihnen die Ehe verweigern: Weil man die Ehe unsäglich wichtiger nehmen sollte!«

Wie können nun neue Verträge in der Beziehung aussehen? Zunächst einmal sollten wir sie so *konkret* wie möglich formulieren. Generalisierte Absichtserklärungen und feierliche Präambeln wie »Ich will lieb zu dir sein«, »Wir wollen nie mehr streiten«, »Ich will immer sexy sein« sind das Papier nicht wert, auf dem wir sie dokumentieren. Sie sind abstrakt und von himmlischem Edelmut, das heißt, sie ignorieren unsere alltägliche Trägheit des Herzens. Wer kann schon immer lieb sein? Wer wird sich nie streiten? Wer schwingt immer wie ein Buschmann an den Lianen seiner Lust (»Ich Tarzan – du Jane!«) oder wie Barbarella mit hoch geschürztem Busen durch die Galaxien multipler Orgasmen?

Gute Verträge funktionieren nach dem Prinzip: »Was gibst du mir? Was gebe ich dir?« Die Bilanz muss ausgewogen sein. Besonders wichtig scheint mir der banale Komplex der Hausarbeit zu sein, der so viel unterschwelligen Ärger, männliche Bissigkeit und weibliche Zickigkeit evoziert.

In einem schriftlichen Vertrag sollten wir so profane Dinge wie kochen, spülen, putzen, einkaufen, waschen, bügeln, Bettwäsche abziehen, Gardinen reinigen, Keller aufräumen, Gartenarbeit, Fenster putzen und die Zuständigkeit für Reparaturen und Handwerker abklären. Wer macht was? Abwechselnd oder kontinuierlich? Wer ist für das Auto zuständig? Wer für die Einladungen? Wie viel Taschengeld kann jeder vom Konto abheben? Wer zahlt bei Einladungen? Was trägt jeder für Hypothekenzahlungen und Schuldtilgungen jedweder Art bei? Wer macht die Behördengänge?

Bei all diesen Fragen sollte das Paar zäh und aufrichtig ringen, damit am Ende beide zufrieden sind. Jeder muss Kompromisse eingehen, jeder bekommt etwas. Keine Angst vor Auseinandersetzungen! Schon vor zweitausend Jahren erkannte der römische Dichter Terenz: »Amantium ira amoris integratio.« Zu deutsch: »Der Liebenden Streit erneuert die Liebe.«

Als geradezu erlösend haben sich in meiner Paarberatung und unseren Paarseminaren neue Verträge über die Regelung der Freizeit erwiesen. Wer hat wann frei? Wer darf wann welchem Hobby nachgehen? Welchem Sport? Dürfen beide auch getrennt in Urlaub gehen? Wer darf wann ausschlafen, wenn noch kleine Kinder im Haus sind?

Bei vielen Paaren wirkte ein einziger Vertragsteil wie ein Wunder: Jeder darf einmal in der Woche einen Abend allein ausgehen – ins Kino, ins Theater, zum Tanzen, allein oder mit anderen. Dann haben sich die Partner anschließend etwas zu erzählen. Auch der zu Hause Gebliebene macht es sich schön und das Interesse aneinander wächst, aber auch die Dankbarkeit für die eingeräumte Freiheit. Nichts ist entnervender als lebenslange Haft zu zweit. Nietzsche dazu in ›Also sprach Zarathustra‹: »Zu Zweien ist man wahrscheinlich einsamer als zu Einem.«

In der Liebe gibt es kein Stillstehen, Wandel ist gefragt. Obwohl es zunächst grotesk erscheinen mag, so sind gerade in der Sexualität immer mal wieder neue Vereinbarungen, vor allem aber Aussprachen unerlässlich. Sexualität funktioniert auf die Dauer nicht von allein. In jeder Beziehung breiten sich auf die Dauer, wie wir zuvor schon sahen, punktuell oder über größere Zeitstrecken Rentnersex und Langeweile aus. Das macht keinem mehr Freude. Lieblosigkeit, Spannungslosigkeit haben sich aufgehäuft, die Lebensinteressen konzentrieren sich auf »Wichtigeres«.

Hier sind Klärungen notwendig. Was verstehe ich unter Sexualität? Welche erotischen Fantasien habe ich? Welche erotische Kultur habe ich von zu Hause und von den Jahren *vor* unserer Beziehung mitgebracht? Was frustriert mich? Was möchte ich? Das sollte sich dann auch in Vereinbarungen niederschlagen. Vereinbarungen für eine Übergangszeit, bis die

Sexualität sich wieder erholt hat und eine Zeit lang von selbst läuft: Wie oft wollen wir mindestens miteinander schlafen? Wann nicht? Welche Atmosphäre wollen wir dafür schaffen? Wie steht es mit Schmusen und Zärtlichkeit? Was wollen wir erotisch neu ausprobieren? Gibt es für uns als Paar auch Eros außerhalb der Ehe? Was verstehen wir darunter? Küssen? Streicheln? Umarmen? Liebe machen?

Gerade die letzten Vereinbarungen sind besonders wichtig, wenn Eifersucht unsere Liebe unterminiert. In meinem Buch ›Eifersucht – ein Schicksalsschlag?‹ habe ich dieses Drama ausführlich analysiert. Gegen die Eifersucht, die »dunkle Schwester der Liebe«, gilt es, die Liebe als »ein Kind der Freiheit« (Lukas Moeller) zu setzen. Das bedeutet, dass wir bei den Vereinbarungen über unsere erotische Beziehung die Unterschiedlichkeit unserer sexuellen Bedürfnisse akzeptieren, statt sie zu verwischen.

Nichts ist verheerender als die sexuelle Gleichmacherei. Wir sind anders. Wir haben unterschiedliche sexuelle Temperamente, Erwartungen und Vorlieben. Wir sind Mann oder Frau, katholisch oder evangelisch, stammen vom Land oder aus der Stadt, hatten engstirnige oder liberale Eltern, haben Volksschulbildung oder Studium, kennen erotische Weltliteratur oder sind völlig unbelesen. Wir hatten schon viele sexuelle Partner oder sind monogam wie eine Graugans. Wir haben sexuelle Ängste oder sind fröhliche Freibeuter. Wir sind konservativ oder voller Freude am Experiment. Wir sind schizoid-verschlossen oder temperamentvoll-hysterisch inszenierende Naturen, wir sind depressive Helfer oder zwanghafte, auch im Sexuellen ängstlich-penible Menschen.

Wir haben unterschiedliche Vorstellungen über die Liebe. Wir verstehen unter Treue etwas anderes. Der eine meint damit die absolute Treue, der andere unterscheidet zwischen emotionaler und sexueller Treue, die für ihn nicht immer deckungsgleich gelebt sein müssen. Die eine will sich beim Sex in Wärme und Sanftheit völlig auflösen, der andere will hart rangenommen werden. Der eine liebt oralen Sex, die andere analen. Der eine ist auf den Orgasmus fixiert und auf den genitalen Sex, die andere liebt vielmehr das Drumherum. Das alles will ausgesprochen, erkannt und vereinbart sein. Das wird man auch immer wieder neu vereinbaren, weil in einer lebendigen Beziehung sich beide entwickeln und immer wieder den Kampf gegen die Langeweile aufnehmen müssen.

Wo Emotionalität und Sexualität bei einem Paar überhaupt nicht mehr klappen, da kann es eine Wohltat sein, vorübergehend die völlige Abstinenz von Sexualität, etwa für ein halbes Jahr, zu vereinbaren: um sich an einem »Frontabschnitt« der konfliktreichen Beziehung Entlastung zu gewähren. Außerdem vermag die Enthaltsamkeit entweder den Appetit wieder zu wecken oder aber den Gedanken an das Ende der Beziehung erträglich werden zu lassen.

Vereinbarungen über Sexualität erlösen uns vom sexuellen Bürgerkrieg im Schlafzimmer. Sie erschweren die Manipulation in der Beziehung. Wohl die häufigste erotische Erpressung in der Partnerschaft lautet: Mann verweigert die Zärtlichkeit, Frau die Sexualität. In den Liebesverträgen steckt strukturelle Klarheit. Genau das macht unseren Widerstand gegen Liebesverträge aus. Wir wollen oft gar keine Klarheit in der Beziehung. Wir ziehen das Zwielicht vor, weil wir im Dunkeln besser manipulieren können.

»Das Wort Familienbande«, bemerkte Karl Kraus ironisch, »hat einen Beigeschmack von Wahrheit.« Familie *bindet* oft mehr, als sie *verbindet*. Liebesverträge geben dem Paar und seinen Kindern die Möglichkeit, als freie Menschen ein weiträumiges »Beziehungshaus« einzurichten. Wie das physisch und psychisch aussehen könnte, habe ich in Idealform einer Skizze aus dem Buch der bekannten Südwestfunk-Psychologin Brigitte Lämmle und ihrer Co-Autorin Gabriele Wünsche (›Familienbande. Ein Bund fürs Leben‹) entnommen. Man kann aus der Zeichnung ohne lange Erklärung ersehen, wie Mutter, Vater und Kinder sowohl in ihrem individuellen Ich wie in ihren jeweiligen Beziehungs-Ichs Freiheit und Geborgenheit finden – räumlich und seelisch.

Liebesverträge sollte man über die Betreuung der Kinder, die Pflege der Eltern, den Umgang mit Freunden und die Abgrenzung des eigenen Lebensbereiches, über Beruf, Urlaub und vieles andere schließen. Männer müssen dabei akzeptieren, dass Frauen völlig gleichberechtigte Vertragspartner sind. Eine Liebesbeziehung ist keine perfekte Kür wie beim Eiskunstlauf, sondern, alles in allem gesehen, ein System von Kompromissen, ein Hindernislauf.

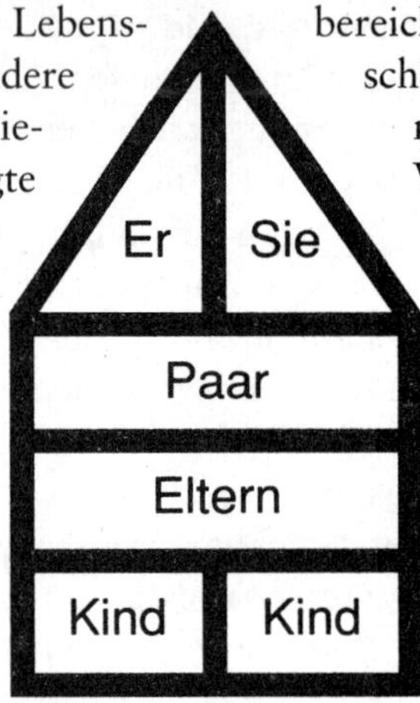

Die Liebesbeziehung immer wieder neu mit Vereinbarungen schöpferisch zu gestalten heißt, auch vom Mythos des »Seelenpartners« Abschied zu nehmen. Es gibt keinen »Traumpartner«, den das Schicksal oder gar das »Karma« für mich bestimmt hat. Nicht die Sterne haben uns zusammengeführt, sondern sehr reale Bedürfnisse, auch wenn es immer ein Wunder bleibt, was die Liebe aus uns macht. Kämpfen wir für Realismus in der Beziehung – es bleiben genügend Wunder.

Der Mythos vom »Seelenpartner« ist eine romantische, schlimmer noch, eine infantile Projektion. Solange ich auf diesen einmaligen Partner warte oder diese Supernova des Universums zu haben glaube, bin ich ein Opfer meiner Mutter- oder Vaterfixierung. Allein Vater und Mutter sind mir schicksalhaft, unersetzlich und ohne mein Zutun gegeben worden. Mit meiner Frau, mit meinem Mann habe ich mich nach eigener, freier Wahl zusammengefunden. Den Kosmos, das Karma oder den lieben Gott für meine Beziehung zu bemühen, das ist dann doch eine gewaltige narzisstische Selbstüberhöhung.

Das erinnert mich an eine Klientin, die nicht erkennen wollte, dass sie mit ihrer Beziehung zu einem Mann schlicht einen Missgriff getätigt hatte. Nein, erwiderte sie immer wieder hartnäckig, er sei ihr »karmisch bestimmt«. Als sich am Ende der Partner abrupt von ihr trennte und sich einer Jüngeren zuwandte, meinte sie von Tränen geschüttelt zu mir: »Ich spüre es, er wird sich in einem späteren Leben wieder mit mir verbinden.« Viel Vergnügen!

Liebesverträge lassen uns zu Architekten unserer Beziehung werden statt zu Ausbeutern. Da kommt das Frausein oder Mannsein nicht mehr schicksalhaft über uns. Beziehung ist harte Arbeit. Beziehung ist ein Kunstwerk. Beziehung ist Regelung von Freiheit und Bindung, Nähe und Distanz, Beharrung und Entwicklung. Verquastheit führt uns nicht weiter. Vor allem Frauen, die heute immer noch die Schwächeren in der Beziehung sind, rate ich, statt ewiger Großzügigkeit und Entgegenkommen deutliche Vereinbarungen mit ihren Männern zu treffen.

Vereinbarungen geben uns Freiheit. Wir dürfen uns selbst leben. Wir dürfen uns ändern und entwickeln. Wenn es überhaupt eine Garantie für eine Beziehung gibt, dann ist es das gegenseitige Sich-Einlassen auf den Wandel. Liebesverträge sind nicht für die Ewigkeit geschlossen. Sie akzentuieren viel mehr das Transitorische, das Vorübergehende.

Wir wollen nicht das Gleiche in der Partnerschaft. Wenn das nicht ausgesprochen wird, herrschen Mogelei und gegenseitige Kolonisation vor. Reife Liebe konstatiert: »Ich bin ich. Du bist du. Ich habe meine Bedürfnisse. Du hast deine Bedürfnisse. Alles fließt. Unsere Liebe ist nicht bedingungslos. Unsere Liebe ist bedingt.« – »Wir werden nie mehr auseinander gehn«, sang Heidi Brühl zu unserem wohligen Erschauern vor Jahrzehnten in ihrem Schlager. Doch, wir werden auseinander gehen, wenn die Bedingungen nicht mehr stimmen! Wir sind frei, uns zu lieben und uns zu lösen. Jeder von uns kann auch ohne den anderen glücklich sein.

Aber gemeinsam ist es schöner. Die Anstrengung lohnt sich. Diese Klarheit muss immer wieder neu hergestellt werden. Die Sicherheit unserer Beziehung liegt in der Freiheit und Bewegungsfähigkeit beider. Wir kämen manchmal vielleicht weiter, wenn wir unsere Liebeserwartungen und Gegenleistungen nüchtern wie Stellenausschreibungen und Stellenangebote formulierten: »Weibchen sucht Versorger.« – »Mann sucht Frau mit Staubsauger.«

Vor allem müssen wir in der Partnerschaft *streiten.* Ein Paar, das von sich sagt, »wir streiten nie«, ist ein Fall für die UNO-Menschenrechtskommission. Was wird da alles verdrängt, verleugnet, heruntergeschluckt! Streiten heißt, sich selbst ernst nehmen. Den eigenen Ist-Zustand wahrnehmen, unterschwelligen, zunehmenden, explosiven Ärger als den wechselnden Aggregatzustand meiner Gefühle und Befindlichkeit zu orten und dem anderen gegenüber vernehmlich zu signalisieren, wie Schiffe das bei schlechter Sicht mit ihren Nebelhörnern tun. Streiten heißt, um mein Wohlbefinden, um Veränderung der Situation zu kämpfen, statt zu resignieren. Streiten heißt aber auch, den Partner zu respektieren, seine Botschaften, auch die unbequemen, in Empfang zu nehmen und nicht feige zurückzuweichen: »Annahme verweigert.« Streiten heißt, wie der biblische Jakob mit dem Engel zu ringen und mit den Zähnen zu knirschen: »Ich lasse dich nicht, du segnest mich denn!« Streiten, damit der Streit ein Ende findet!

Wo wir streiten, sind wir im Kontakt miteinander. Mit jemandem couragiert streiten ist auch ein Kompliment. Heißt es doch: Du bist mir ganz und gar nicht gleichgültig, du bist mir wichtig, das muss ich mit dir klären. »Nicht jene, die streiten, sind zu fürchten«, meint Marie von Ebner-Eschenbach, »sondern jene, die ausweichen.« Streitkultur schafft eine höhere

Krisenbewältigungsstrategie in einer Partnerschaft. »Ich kann nicht streiten« ist keine Lösung. Konfliktfähigkeit kann man lernen, durch alle Ängste hindurch. Die amerikanischen Psychologen Bach und Wyden haben hierzu ein fabelhaftes Buch geschrieben: ›Streiten verbindet‹. Frauen sollten vielleicht das Werk der Amerikanerin Harriet Lerner, ›Wohin mit meiner Wut?‹, studieren. Beide Bücher zeigen vor allem die Regularien der Fairness und Schadensbegrenzung im partnerschaftlichen Streiten auf, ohne die Dramatik dieser modernen gewaltlosen »Duelle« zu verniedlichen.

Liebesverträge schaffen Identität und Solidarität zwischen uns. Wir bewältigen mit ihnen Krisensituationen, wir stärken unser Ich. Wir lassen uns von unserer Angst vor Trennung nicht erpressen. Wir stecken immer wieder neu und flexibel unsere Bedürfnisse in den verschiedenen Lebensphasen ab.

Für das Erarbeiten neuer Vereinbarungen sollten wir uns Zeit nehmen, gegebenenfalls einen erfahrenen Lebensberater hinzuziehen, den Vertrag schön schreiben beziehungsweise mit unserem geliebten Computerspielzeug ausdrucken und jedem Vertragspartner eine Kopie aushändigen. Solche Rituale sind wichtig in der Liebe. Ein Champagnerkorken darf auch knallen, bei Zwanghaften tut's, siehe Riemann, auch ein Bier.

Man kann im Rahmen einer »Familienkonferenz« (Thomas Gordon) mit seinen Kids Verträge schließen. Kinder mit ihrem ausgeprägten Gerechtigkeitssinn sind begeistert dabei. Ob mit oder ohne Kinder – jeder Liebesvertrag ist, wie streithaft auch gewonnen, ein Stück praktizierter Liebe!

Goethe reflektiert in ›Die Wahlverwandtschaften‹, seinem experimentellen Roman über Außenbeziehungen, scherzhaft, aber nicht ohne ein Gran Ernsthaftigkeit sogar die Frage der Vereinbarung einer »Ehe auf Zeit«: »Einer von meinen Freunden, dessen Laune sich meist in Vorschlägen zu neuen Gesetzen hervortat, behauptete: Eine jede Ehe solle nur auf fünf Jahre geschlossen werden. Es sei, sagte er, dies eine schöne, ungerade heilige Zahl und ein solcher Zeitraum eben hinreichend, um sich kennen zu lernen, einige Kinder heranzubringen, sich zu entzweien und, was das Schönste sei, sich wieder zu versöhnen. Gewöhnlich rief er aus: Wie glücklich würde die erste Zeit verstreichen! Zwei, drei Jahre wenigstens gingen vergnüglich hin. Dann würde doch wohl dem einen Teil daran gelegen sein, das Verhältnis länger dauern zu sehen, die Gefälligkeit würde wachsen, je mehr man sich dem Termin der Aufkündigung näherte. Der gleichgültige, ja selbst der unzufriedene Teil würde durch ein solches Betragen begütigt und eingenommen. Man vergäße, wie man in guter Gesellschaft vergisst, dass die Zeit verfließe, und fände sich aufs angenehmste überrascht, wenn man nach verlaufenem Termin erst bemerkte, dass er schon stillschweigend verlängert sei.«

Auch wenn so ein »Fünfjahresplan« realiter kaum durchführbar sein mag, der Gedanke der Beziehung als einer sich immer wieder erneuernden Vereinbarung ist kostbar und macht sie kostbar, weil er sie als kündbar und pflegebedürftig definiert. Die Liebe ist wie eine Schwangerschaft. Der Anlass war süß, jetzt sind wir für die Folgen verantwortlich. »Verliebtheit passiert in Sekunden«, sagt Virginia Satir in ›Mein Weg zu dir‹, »der Rausch kann Tage, Wochen, manchmal Monate anhalten. Den ganzen Rest des Lebens geht es darum, die Ernüchterung aufzuarbeiten.«

Man kann einen Menschen, den man liebt, nicht glücklich machen, auch wenn man alle seine Wünsche erfüllt, solange man selbst nicht glücklich ist.

Marlene Dietrich

»Dornröschen ist aufgewacht«: Iris oder Die Trennung als schöpferischer Akt

Ich kenne nur sehr wenige Beispiele von Leuten, die anständig auseinander gegangen sind. Darin müsste Unterricht gegeben werden, um weiteres Unheil zu verhüten ... Eine Schule, in der das Beenden von Ehen als eine Kunst gelehrt wird ... Eine solche Schule könnte einem auch beibringen, wie man es das nächste Mal besser machen kann, im gegebenen Fall, jeglichen Gedanken an die nun so schwer angetastete Institution, die Ehe heißt, schießen zu lassen.

Renate Rubinstein: Nichts zu verlieren und dennoch Angst

Ein Jahr, nachdem sich Iris, die wir aus dem Einleitungskapitel kennen, mit ihrem Hilfeschrei an mich gewandt und sich therapeutische Unterstützung geholt hatte, bat ich sie, ihre Ängste und neuen Erfahrungen zu schildern.

Du hast dich nach einem Jahr schmerzhafter Auseinandersetzungen und Therapie von deinem Mann getrennt. War es für dich am Ende ein überraschender Schritt?

Nein. Ich habe, nachdem ich in Lahnstein das Selbsterfahrungsseminar besuchte, mehrmals versucht, mit meinem Mann ein Gespräch zu führen. Ich wollte ihm sagen, wo ich stehe und was ich fühle. Heute glaube ich, er wollte das alles nicht hören. Er hat Kritik, Schmerz und Sehnsucht nach Änderung unserer Beziehung einfach nicht an sich herangelassen. Im Februar 1996 schrieb ich dann diesen Brief an ihn:

Hallo Stefan,

ich habe mich entschieden, dir diesen Brief zu schreiben und dir mitzuteilen, wo ich momentan stehe. Der Untertitel dieses Briefes könnte lauten: »Dein Dornröschen ist aufgewacht, dein Dornröschen hat nachgedacht. Es ist Zeit, meinen eigenen Weg zu gehen.« Die Iris, die du einmal geheiratet hast, die gibt es nicht mehr, die hat sich verändert. Ich muss zu mir selbst finden und meine eigenen Entscheidungen, ob gut oder schlecht, treffen.

So eine Entscheidung habe ich getroffen, als ich auf die Bank ging und mein eigenes Konto eröffnete. Mein Gehalt wird jetzt künftig auf mein *Konto überwiesen. Ich habe das mit der Absicht getan, frei über mein Geld zu entscheiden und zu lernen, damit umzugehen.*

Ich werde in meinem Leben wieder mehr das tun, was ich gerne möchte. Ich habe so vieles in unserer Ehe aufgegeben. Ich bin an einem Punkt angelangt, an dem ich mich gefragt habe: »Ist das denn nun dein Leben gewesen? Hast du es dir so vorgestellt?« Und ich muss eindeutig sagen: »Nein!!«

Nun habe ich angefangen, Pläne für mich zu machen. Ich möchte gerne mal wieder tanzen gehen. Ich werde mir Freundschaften aufbauen, auch mal ab und zu durch ein Museum latschen oder ins Kino oder in die Diskothek gehen. Ich möchte gerne Kinder!

Ich habe mich entschieden, spontaner und lebenslustiger zu werden und auch Nein zu sagen, wenn ich etwas nicht machen möchte. Ich erlaube mir auch, wütend zu sein, zum Beispiel über dich, deine Unordnung, deine Wortkargheit, deine aufbrausende Art, dein Verhalten gegenüber anderen. Es werden noch mehr Veränderungen kommen und ich habe heute auch keine Angst mehr davor.

Ich bin traurig, was aus unserer Ehe geworden ist!
Iris

Wie hat sich dein Mann in der Phase der offen ausgebrochenen Ehekrise verhalten?

Auf meine Gesprächsangebote hat er nicht reagiert. Er hat immer nur gesagt: »Du legst alles auf die Goldwaage. Du siehst alles zu eng. Eigentlich ist in unserer Ehe doch alles in Ordnung.« Auf meinen Brief hin gab es erstmals ein Gespräch. Aber Stefans Worte kreisten immer nur um das *Geld,* das ihm durch mein eigenes Konto entging. Nicht mit einem einzigen Wort ging er auf die wichtigen Themen in meinem Brief ein. Erst recht enttäuscht und auch wütend war ich am nächsten Tag. Stell dir vor, er legte mir – als einzige Reaktion auf meine Trennungsimpulse – eine Aufrechnung vor, penibel und bis ins kleinste Detail: was ich im vergangenen Jahr an Geld ausgegeben habe und wie viel er! In unser gemeinsames Auto legte er demonstrativ einen Zettel mit der Angabe des aktuellen Kilometerstandes – damit er meine »Rumfahrerei« nicht länger mitfinanzieren müsse ...

Unter welchen Bedingungen wärst du zu einem Neuanfang der Beziehung bereit gewesen?

Ganz am Anfang wäre ich unter einer schlichten, für beide fairen Bedingung bereit gewesen: wenn er sein Ja zu einer Einzeltherapie oder einer Paartherapie bei einem Therapeuten/einer Therapeutin seiner Wahl gegeben hätte. Nach der therapeutischen Aufarbeitung meines Lebens, meiner Frauwerdung, Defizite, Seelenängste und Beziehungsmuster, einer Aufdekkung, die mich Schmerz und Tränen kostete, aber mich auch glücklich befreite, habe ich für mich entschieden: Ich möchte diese Ehe nicht mehr weiterführen. Das geht nur, wenn beide zur Bilanz, Selbstkorrektur und Entwicklung bereit sind, Respekt und Liebe füreinander haben – und daran arbeiten!

War eure Ehe eigentlich grundsätzlich tragfähig oder von Anfang an eine Mesalliance?

Ich habe in der Zwischenzeit festgestellt und nicht länger

verdrängt, dass ich Stefan nie wirklich geliebt habe. Ich hatte, bevor ich Stefan kennen lernte, gerade eine Beziehung hinter mir, in der ich schrecklich geklammert hatte. Eigentlich nahm ich Stefan und den ganzen Hochzeitszauber nur in Kauf, um auf gar keinen Fall mehr allein zu sein. Ich weiß, das klingt für manche lächerlich, aber ich hatte tatsächlich mit zarten einundzwanzig Jahren bereits Torschlusspanik. Ich befürchtete allen Ernstes, keinen Mann mehr »abzubekommen«, eine »alte Jungfer« zu werden und kinderlos zu bleiben. Diese Gedanken, die ich nach außen natürlich nicht zugab, quälten mich. Ich besaß kein Selbstbewusstsein. Ich empfand mich auch nicht als schön, sondern als hässliches Entlein.

Außerdem wollte ich dringend das Elternhaus verlassen. Ich war eine schwierige Jugendliche gewesen. Ich hatte meinen Eltern wehgetan. Ihre fragenden Augen und unausgesprochenen Beschuldigungen mochte ich keinen Tag länger ertragen. Wenn ich es genau betrachte, habe ich damals nicht einen Mann gewählt, sondern bin aus dem Elternhaus geflüchtet. Armer Stefan – dafür kann er nun wirklich nichts.

Das erscheint mir wichtig, Iris, dass du nicht, wie so viele Ehegeschädigte, den Expartner zum Sündenbock und zur Alleinursache der Trennung machst. Worin siehst du deine Anteile am Ende eurer Beziehung?

Da ist meine Sprachlosigkeit während so vieler Jahre. Ich habe alles in mich hineingefressen, anstatt zu sagen, was mir in unserem Zusammenleben nicht passt. Ich habe ja wirklich im Wortsinne in mich hineingefressen. Ich bin ein richtiger »Moby Dick« geworden. Dass unsere Sexualität den Bach hinunterging, das hatte natürlich *auch* mit meiner körperlichen Unattraktivität zu tun. Habe ich mit dem Fettwerden eigentlich mich und ihn »bestraft«, frage ich mich heute. Tun das nicht viele Ehefrauen und Ehemänner, wenn sie sich körperlich verwahrlosen lassen, Tortenhüften und Bierbäuche ansetzen?

Weiterhin bin ich, wie gesagt, in die Ehe gegangen, ohne meinen Mann wirklich zu lieben. Habe ich ihn nicht, wie so manche Frau, für meine Flucht aus dem Elternhaus missbraucht? Schließlich wollte ich meinen Mann so verändern, wie ich ihn gerne gehabt hätte. Ich war nicht bereit, ihn so zu akzeptieren, wie er war – verschlossen, wortkarg, beziehungsarm, mutterfixiert. Wäre ich konsequent gewesen, hätte ich eben auf diesen Mann, so, wie er war, verzichten und mir einen anderen Partner suchen müssen.

Da war viel Angst in dir?

Ja. Ich duldete schließlich auch die Mutterrolle, in die mich mein konservativer Mann auf Biegen und Brechen hineinzwängte – kochen, putzen, Maul halten. Warum habe ich mich nicht gewehrt, ihn nicht konfrontiert?

Ich fürchtete den Konflikt wie der Teufel das Weihwasser. Tief innen hatte ich die Vorstellung, dass man sich in der Ehe unter gar keinen Umständen streiten darf. Ich habe mich selbst – und damit sicher auch Stefan – verraten, indem ich nicht für meine Gefühle und Wünsche kämpfte, sie überhaupt nicht mal klar ausdrückte. Somit bin ich nicht nur Opfer, sondern auch Täterin in unserer Beziehung. Ich war mitbeteiligt, dass unsere Ehe immer muffiger und ranziger wurde. Nachdem ich Fritz Riemanns Charakterlehre ›Grundformen der Angst‹ studiert habe, ist mir klar: Ich bin eher der depressiv getönte Typ, Stefan der zwanghaft-schizoide.

Wie hast du das Ende eurer Ehe und deinen Neuaufbruch konkret organisiert?

Ich habe mein eigenes Konto eröffnet, ein Auto gekauft und mir eine kleine, hübsche Wohnung gemietet.

Hast du dir Hilfe geholt?

Ja, von meinen Eltern, einer guten Freundin und meinen Geschwistern. Sie haben alle gerne und großzügig geholfen. Ihre Hilfe war überaus wichtig für mich. Ich war nicht allein in diesen schweren Stunden. Ich spürte – was ich früher oft als Gefühl nicht zulassen konnte –, dass ich geliebt werde. Mut schöpfte ich übrigens auch aus dem Wort des schwäbischen Pietisten Friedrich Christoph Oetinger: »Gott gebe mir die Gelassenheit, Dinge hinzunehmen, die ich nicht ändern kann; den Mut, Dinge zu ändern, die ich ändern kann, und die Einsicht, beides voneinander zu unterscheiden.«

Was hat dir die Therapie bei der Lösung dieses wohl schwersten Konflikts in deinem Leben gebracht?

Die Seelenarbeit im Dr.-Max-Otto-Bruker-Haus machte mir deutlich, dass ich mit meinem Leben, meiner Ehe und auch mit mir selbst unzufrieden war. Es kristallisierte sich eines glasklar heraus: Ich habe *nie* geliebt, weder meinen Mann noch mich selbst. Ich war der Feind meiner selbst. Ich habe erkannt, dass ich mich selbst lieben darf und muss! Ich begriff, dass ich mich ändern und entwickeln kann. Ich nahm von dem untauglichen Versuch Abstand, den anderen gegen seine Natur so zu ändern, wie ich ihn gerne »gebacken« haben wollte. Ich habe viel über mich gelernt, auch viel Schönes, nämlich dass ich entwicklungsfähig, fröhlich, warmherzig bin – und eine erotische, fetzige »Wolfsfrau« dazu. Ist das unbescheiden?

Nein. Gar nicht. Es stimmt! – Die Trennung liegt jetzt hinter dir. Leidest du an der Trennung?

Ja. Es ist für mich manchmal schwer, die Einsamkeit zu ertragen. Nachts schlafe ich schlecht. Albträume quälen mich. Ich habe zwar gesagt, ich komme gut über die Trennung weg und habe keinerlei Schuldgefühle. Ich glaube, ich habe mir da etwas vorgemacht.

Bist du schon für eine neue Beziehung offen?

Nein, im Moment noch nicht. Nach der sexuellen Einöde der letzten Ehejahre habe ich mir allerdings eine wundervolle erotische Begegnung gegönnt. So sehr ich mich nach einer Beziehung mit einem Mann sehne, so stark spüre ich auch, dass in einer schnellen »Beziehungskiste« meine alten, falschen Beziehungsmuster rasch wieder zum Vorschein kommen würden. Gut Ding will Weile haben. Die Zeit allein mit mir selbst tut mir, meine ich, gut, auch wenn sie nicht einfach ist.

Gibt es Wünsche, die du dir erfüllen wirst?

Ich habe mir vorgenommen, erst einmal mich selbst kennen zu lernen. Ich will tun, was mir Spaß macht. Ich möchte eine Liebesbeziehung sorgfältig aufbauen. Ich will ein Kind bekommen. Ich möchte aktiv werden, selbstbewusst und selbstständig. Ich werde meine bisherige Isolation verlassen und auf andere Menschen zugehen und Freundschaften suchen. Ich will sein, wie ich bin, und mir selbst nichts vormachen.

Warum war das – gewaltige – Abnehmen für dich so wichtig?

Ich fühlte mich nicht mehr wohl in meiner Haut. Ich war ja, bis ich mit der von tierischem Eiweiß freien Kost nach Bruker begann, zusätzlich Neurodermitikerin. Ich bekam rundherum Gesundheitsprobleme mit meinem Übergewicht: Rheuma, Gelenkbeschwerden, Migräne. Das Rheuma stand, glaube ich, auf der psychosomatischen Symbolebene für meine Unbeweglichkeit.

Erst beim Abnehmen entdeckte ich, dass ich früher alles in mich hineingefressen und mich damit selbst geschädigt hatte. Je mehr ich abspeckte, immerhin sechsundvierzig Pfund, und meine Einstellung zur Umwelt sich änderte, desto stärker kamen meine eigentlichen Probleme zum Vorschein und wollten verarbeitet werden.

Bist du noch esssüchtig?

Ich merke noch heute, dass ich, wenn ich ein Problem habe, in mich hineinzufressen beginne. Aber mit meiner vegetarischen Vollwertkost bekomme ich das zunehmend in den Griff. Meine Süßigkeitsgelüste sind bis auf einige Ausnahmen weg.

Ist eine Frau ohne Mann für dich minderwertig?

Zu Beginn meiner Trennung glaubte ich, eine Frau könne ohne Mann – vor allem sexuell – nicht auskommen. Sie würde gleichsam bei lebendigem Leib verdursten. Ich bin eine sinnliche Frau. Inzwischen lernte ich dazu. Ich bin heute der Ansicht, eine Frau muss erst einmal zu sich selber finden und ihr Selbstwertgefühl aufbauen. Wie lautet doch der freche Spruch der »bösen« Mädchen: »Eine Frau ohne Mann ist wie ein Fisch ohne Fahrrad!« Aber natürlich will ich langfristig eine Partnerschaft, allerdings eine gleichberechtigte und eine mit einem warmherzigen, emanzipierten und lernbereiten Mann. So eine Trüffel muss es doch irgendwo geben. Von dieser Hoffnung lasse ich mich nicht abbringen!

Es gibt viele Frauen und Männer, die in einer Trennungssituation stecken oder sie fürchten. Welchen Ratschlag kannst du ihnen geben?

Erst einmal rate ich ihnen, sich einzugestehen, dass in der Beziehung nichts mehr stimmt. Die Illusionen endlich zu beerdigen, auch wenn es grausam wehtut. Aber auch in der Krisensituation zu erkennen, dass man allein mit der Lage nicht mehr zurechtkommt. Sich therapeutische Hilfestellung zu holen und diese voll und ganz anzunehmen. Wichtig scheint mir zu sein, wenn man in der nicht mehr zu heilenden Beziehungskrise steckt, dass man die Angst überwindet, nicht allein leben zu können. Dass man den Schritt und den Schnitt der Trennung wagt. Ich habe Jahre dazu gebraucht! Aber das ist wohl normal. Man braucht eben erheblichen Leidensdruck.

Unerlässlich scheint mir auch die wahrhaftige Bestandsaufnahme dessen zu sein, was mit einem in der zurückliegenden Beziehung geschehen ist. Dazu gehört, auch wenn es schwer ist, dem Partner innerlich und, wenn es mündlich geht, auch in Worten zu danken für das, was gut war. Man nimmt doch auch Kostbares mit ins weitere Leben. Bei mir waren es beispielsweise die wundervollen Wanderungen, die mein Mann, ein echter Naturfreund, zusammen mit mir unternahm.

Wie steht es mit dem Kontakt zu anderen Menschen, wenn man in der Trennungssituation steht?

Ich empfehle Frauen und Männern, sich in dieser Lage nicht erbittert zurückzuziehen, sondern sich zu öffnen für andere Menschen. Trennung ist ebenso wenig eine Schande, wie sich Hilfe zu holen. Trennung gehört, meine ich, genauso wie das Liebe-Anknüpfen zu den großen seelischen Leistungen des Lebens. Wer im Trennungsschmerz andere um Beistand bittet, der erhält in der Regel auch ihr Herz und ihre Erfahrungen, und zwar mehr, als er vorher glaubte.

In meiner Situation haben mir auch einige Bücher hervorragend geholfen. Dr. M. O. Bruker: ›Lebensbedingte Krankheiten‹, Robin Norwood: ›Wenn Frauen zu sehr lieben‹, Ute Erhard: ›Gute Mädchen kommen in den Himmel, böse überall hin‹, Clarissa Estés: ›Die Wolfsfrau‹.

Ganz besonders freute ich mich, als es mir elend ging, über den Spruch des Dichters Matthias Claudius:

> Selig ist der Mensch,
> der mit sich selbst in Friede ist
> und unter allen Umständen frei
> und unerschrocken
> auf und um sich sehen kann!
> Es gibt auf Erden
> kein größeres Glück.

Kurt Tucholsky: Happy-End

Es wird nach einem Happy-end
im Film jewöhnlich abjeblendt.
Man sieht bloß noch in ihre Lippen
den Helden seinen Schnurrbart stippen –
da hat sie nu den Schentelmen.
Na, un denn –?

Denn jehn die beeden brav ins Bett.
Na ja ... diß ist ja auch ganz nett.
A manchmal möcht man doch jern wissn:
Wat tun se, wenn se sich nich kissn?
Die könn ja doch nicht imma penn ...!
Na, un denn –?

Denn säuselt im Kamin der Wind.
Denn kricht det junge Paar 'n Kind.
Denn kocht sie Milch. Die Milch looft üba.
Denn macht er Krach. Denn weent sie drüba.
Denn wolln sich beede jänzlich trenn ...
Na, un denn –?

Denn is det Kind nich uffn Damm.
Denn bleihm die beeden doch zesamm.
Denn quäln se sich noch manche Jahre.
Er will noch wat mit blonde Haare:
vorn doof und hinten minorenn ...
Na, un denn –?

Denn sind se alt.
Der Sohn haut ab.
Der Olle macht nu ooch bald schlapp.

Vajessen Kuss- und Schnurrbartzeit –
Ach, Menschenskind, wie licht det weit!
Wie der noch scharf uff Muttern war,
det is schon beinah nich mehr wahr!
Der olle Mann denkt so zurück:
wat hat er nu von seinem Jlück?
Die Ehe war zum jrößten Teile
vabrühte Milch un Langeweile.

Und darum wird beim Happy-end
im Film jewöhnlich abjeblendt.

Die Ehe macht Verbrecher aus uns allen.

Renate Rubinstein: Nichts zu verlieren und dennoch Angst

»... dass wir jetzt unsere Flitterwochen haben und nicht zu Beginn unserer Ehe«

Ein Gespräch mit Brigitta und Joachim

»Mir hat's gut getan, mir noch einmal alles von der Seele zu schreiben. Es hat mir Genugtuung gegeben, zu sehen, was wir beide alles hinter uns gebracht haben.« So kommentierte Joachim die Rücksendung des Interviews. Ihn und seine tolle Frau Brigitta lernte ich in einer Krise kennen, die sich gewaschen hatte. Die Ehe – mit drei Söhnen! – stand auf der Kippe.

Doch die beiden starken Persönlichkeiten stürzten sich beherzt in den Kampf ums Überleben, des Ichs und der Beziehung. Der Mut lohnte sich. Die Neugeburt der Liebe war schmerzhaft, aber erfolgreich. Danke, liebe Brigitta, danke, lieber Joachim, dass ihr mir erlaubt, eure Erfahrungen im Folgenden weiterzugeben!

Lieber Joachim, woran hast du gemerkt, dass es in eurer Ehe so nicht mehr weitergehen konnte?

Na ja, es war sogar so, dass ich eigentlich zunächst diese Ehe gar nicht gewollt habe. Also, da spielt bei mir die ganze Vorgeschichte hinein!

Bevor wir heirateten, habe ich drei Jahre lang als Student mit Brigitta Tür an Tür gewohnt. Wir sind uns weitgehend aus dem Weg gegangen. Es war nie meine Vorstellung, mich auf sie einzulassen. Ich war auch, obwohl dann Mitte zwanzig, völlig unreif, hatte eine Riesenangst vor Mädchen und Frauen, sie waren für mich unerreichbar und Wesen wie von einem anderen Stern. Seit meiner Pubertät hatte ich eine sehr stark sichtbare Akne und ich fand mich sowieso hässlich.

Und doch war ich voll von unendlicher Sehnsucht nach einer warmen Frau, nach Körpernähe, Berührung, danach, meinen aufgestauten Sexualtrieb auszuleben und geliebt zu werden. Es gab sogar attraktive Mädchen, die eine Beziehung zu mir suchten, doch ich vermochte damit nichts anzufangen, ich traute mich nicht und war viel zu verklemmt. Ich glaubte auch, »so was« nicht zu dürfen, und konnte die mir entgegengebrachte Zuneigung und auch die mir angetragenen verführerischen Lockungen nicht annehmen, meine Ängste waren stärker.

Denn menschliche Liebe hatte ich zu Hause, aus schwierigen und nahezu asozialen Verhältnissen kommend, bei liebesunfähigen Eltern und trotz fünf Geschwistern wie ein Einzelkind aufgewachsen, nie gelernt. Da zählten nur Arbeitsleistung und die Alleinautorität eines patriarchalischen Vaters, der Frauen als minderwertig und von Natur aus dümmer ansah und noch ansieht.

Ich weiß nicht so recht, wieso ich mich damals, kurz bevor Brigitta diese Stadt verlassen wollte, dann doch um sie bemüht habe, also *ich*, nicht *sie*. Sie hat sich anfangs gesträubt. Sie ist gut sechs Jahre älter als ich und war gar nicht mein Typ. Ich fand sie nicht hübsch und ich wollte mich auch nur vorübergehend auf sie einlassen. Sozusagen um zu üben und mir dann eine »richtige« Frau zu suchen. Das war wohl meine Lösung, um aus meinen inneren Spannungen herauszukommen. Natürlich war das (wenn auch nicht nur) egoistisch und ich habe sie auch seelisch missbraucht, benutzt.

Als sie dann wirklich wegzog und ich ernsthaft Schluss mit unserer in meinen Augen oberflächlichen Verbindung machen wollte und sie zu diesem Zweck eigens weit entfernt besuchte, habe ich das nicht geschafft. Mir fehlte wiederum der Mut, ihr das zu sagen.

Beim nächsten Gegenbesuch hat sie mir dann schonend eröffnet, dass ein Kind unterwegs sei. Das war nun eine schwere und überraschende Situation! Für uns beide. Das hatten wir nicht gewollt. Doch niemals hatte ich Zweifel an ihrer Lauterkeit oder daran, dass das Kind von mir sei. Sie hat mich auch nicht zur Ehe gedrängt. Sie wäre bereit gewesen, mich laufen zu lassen. Mir war die Vorstellung jedoch unerträglich, das Kind im Stich zu lassen. Ich wollte die Verantwortung mit übernehmen. An Brigitta selbst lag mir nicht viel. Doch das konnte ich ihr nicht sagen, das traute ich mich wiederum nicht. Ich habe mir gedacht: Dann muss ich sie jetzt halt heiraten, damit das Kind ein Zuhause hat, und irgendwann hole ich mir dann die »richtige« Frau. So haben wir geheiratet. Ich habe also die *Mutter* meines Kindes geheiratet, nicht meine *Frau*.

Belastend kam – so zumindest habe ich es gespürt – die Erwartungshaltung meiner Eltern und Geschwister hinzu. Sie wollten, dass ich mich als dankbarer und braver Sohn erweise und zunächst mal gutes Geld nach Hause bringe, statt zu heiraten. Sie sahen Brigitta als einen Störfaktor an, der das in ihren Augen aus Eigennutz hintertrieb.

Doch es ging überraschend gut mit uns beiden. Es folgten Nestbau, berufliche Entwicklung und die damit verbundenen Umzüge, Kindergarten-, Schulgeschichten usw. Kinder mochte ich – was mich selbst erstaunt – immer sehr gern. Wir bekamen noch zwei weitere, diesmal echte Wunschkinder. Ich habe, glaube ich, für unsre Jungs sehr viel getan, vermutlich sogar die generationenlange Schwerenöter-Kette (mit Brigittas Hilfe) bei ihnen unterbrochen. Das werte ich als meine größte Lebensleistung. Sie sind alle drei seelisch gesund. Wir sind stolz auf sie und Gott dankbar. Wir hatten durchaus auch schöne Zeiten. Doch immer noch und immer wieder kam in mir die Vorstellung von der »richtigen« Frau hoch.

Meine seelischen Defizite wurden immer spürbarer, erfassten schleichend meine ganze Persönlichkeit. Alle äußeren Erfolge hatten mir im Inneren nicht weitergeholfen, entgegen meiner Erwartung. Die Ehe war mir eine Last, eine Verpflichtung und keine Erfüllung mehr. Die Jungen wurden erwachsen. Ich empfand sie als Konkurrenten. Ich hatte Angst, sie könnten mich in meiner Schwäche durchschauen. Im Beruf fehlten mir die

Ellenbogen, auch die durchaus vorhandenen Erfolge befriedigten mich nicht mehr. Meine Minderwertigkeitsgefühle vereinnahmten mich. Es zeigten sich zunehmend auch körperliche Beschwerden und vegetative Störungen, obwohl Brigitta immer verständnis- und liebevoll zu mir gehalten hat.

Ich steckte in einer tiefen Lebenskrise, ich war damals, vor drei Jahren, 47. Nach langen, quälenden und nutzlosen Irrwegen durch die Schulmedizin und bei ärztlichen Therapeuten fand ich dann irgendwie zu Mathias. Und da begann, dir sei Dank, die Wende!

Liebe Brigitta, wie war es bei dir?

Die Beziehung zu Joachim wurde immer schwieriger. Er fühlte sich im Beruf seelisch überfordert und in der Familie unverstanden. Wir redeten zwar miteinander, erreichten aber nicht mehr die Gefühlsebene. Er fand überhaupt keinen Kontakt mehr zu unseren Söhnen. Ich stand zwischen Joachim und ihnen. Für mich war es schwer zu ertragen, wenn ich den Eindruck hatte, er würde unsere Jungs ungerecht behandeln. Eigentlich hatte ich immer Angst, unsere Kinder könnten an ihrer Seele Schaden leiden. Ich habe für sie gekämpft und mich gegen Joachim gestellt, weil ich einfach nicht verstehen konnte, dass man so miteinander umgeht. Täglich hatte ich beim Nachhausekommen Angst vor Joachim. Jedes gemeinsame Essen war eine Qual. Ich fühlte mich unheimlich unter Druck.

Den Druck habe ich versucht zu nehmen, indem ich Joachim »in Watte packte«. Alles, was ich für ihn tun konnte, habe ich getan: Kleidung eingekauft, gekocht, was er gerne isst, Erledigungen gemacht usw. Ich habe versucht, alles von ihm fern zu halten, was ihn nur irgendwie belasten könnte. Trotzdem gab es ständig Probleme, die ich nicht in den Griff bekam. Unser Zusammenleben wurde fast unerträglich. Der Gedanke an Trennung ist mir oft gekommen. Ich glaube, ich habe durchgehalten, um unseren Kindern nicht das Elternhaus zu nehmen.

Joachim, was hat bei dir die akute Krise ausgelöst?

Das war eine mehrfache Krise, ich meine zeitlich. In Männer- und Paargruppen in Lahnstein und in Einzelgesprächen mit Mathias gewann ich die ersten Erkenntnisse über mein Seelenleben, auch das von anderen Männern und Paaren. Von Mathias fühlte ich mich gemocht und sehr ermuntert, auch dazu, mich zu meinen Gefühlen zu bekennen und aus meinem inneren seelischen Gefängnis auszubrechen.

So habe ich mich bei einem Krankenhausaufenthalt mit einer anderen Frau eingelassen, die sehr liberal, wissend und sexuell freizügig war. Ich hatte schwere Ängste und Gewissensqualen. Ich habe es auch nicht aktiv betrieben, mit ihr anzubändeln, es hat sich irgendwie von selbst ergeben. Etwas in mir hat mir den Mut gegeben, von meinen Ängsten und Vorbehalten loszulassen, einfach geschehen zu lassen. Ich habe Wunderschönes erlebt, dahinter wollte ich dann auch nicht mehr zurück.

Ich hatte später, als ich nach Hause kam, den Mut, Brigitta alles zu eröffnen. Denn ich achtete sie sehr. Mit mir selbst fühlte ich mich im Reinen und stand zu meinem Erleben. Ich hatte Befreiung erfahren. Erst allmählich konnte ich begreifen, was ich ihr – sie war ja Opfer – angetan hatte, wie ich sie verletzt hatte. Später konnten wir jedoch miteinander dieses Neue leben, und ich war erstaunt, wie viel sie davon annahm und genoss.

Ein ähnliches Erleben hatte ich später nochmals, als ich in einer psychosomatischen Klinik war. Eigentlich betrachtete ich (und Brigitta auch) unsere Ehe als inzwischen gesundet und meinen Seitensprung als ein einmaliges Ereignis.

Wir hatten stets auf Treue gebaut. Ich bin gläubig und in schweren Zeiten haben mir das 6. Gebot und die Verantwortung für die Familie geholfen durchzuhalten. Ich habe mir oft vorgesagt, dass ich Brigitta nicht verlassen und vor mir selbst fliehen werde, bevor ich nicht wirklich *alles* versucht habe. In dieser Klinik kam es nochmals zu einer kurzen sexuellen Beziehung, obwohl ich es wiederum gar nicht betrieben habe und diese Frau auch nicht. Und wieder und noch tiefer geschah mein inneres Loslassen von meinen zwanghaften, qualvollen Verbotsvorstellungen. Hier geschah Leben! Ich habe es so empfunden, dass ich die in meiner Jugend fehlenden Erfahrungen mit dieser gleichaltrigen Frau nachgeholt habe. Diese schöne, attraktive Frau hatte *mich Aschenputtel* angenommen, geliebt, gemocht – und es war auch für *sie* ein beglückendes Erlebnis! Meine alten Ängste vor Frauen sind seitdem verschwunden. Und ich hatte auch diesmal kein schlechtes Gewissen, sondern das Gefühl der Erweiterung, Befreiung. Ich habe meine engen Grenzen überschritten. Ich wusste, es war etwas Gutes, Großes geschehen. Ich hatte es gewagt, auf meine innere Stimme zu hören, statt auf von außen mir aufgestülpte Verbote. Hat Gott mich nicht so gemeint, als freien Menschen?

Ich wollte Brigitta jedoch eine weitere schmerzhafte Belastung ersparen und diese Begegnung daher für mich behalten. Nach einigen Wochen merkte ich aber, das geht nicht. Es blockiert unsere Beziehung und meine Gefühle, wenn ich nicht rückhaltlos ehrlich ihr gegenüber bin. So habe ich es ihr, mit all meinem Mut, erzählt. Damit begann die Krise.

Sie hat uns wochenlang gebeutelt bis zur Verzweiflung, in der Spannung zwischen unserer Treuevorstellung und meinen erneuten Erlebnissen, der Verletzung Brigittas und meiner inneren Befreiung, der möglichen Zerstörung des Elternhauses für unsere Jungs und meiner Chance, endlich doch meinen alten Traum anzugehen, mir die »richtige« Frau zu suchen.

Warst du, Joachim, wütend, depressiv oder ratlos?

Alles auf einmal, es war sehr schlimm für die ganze Familie. Wobei ich Wut am wenigsten ausdrücken kann. Brigitta und ich haben uns irgendwann endlich loslassen können. Wir haben uns offen und ehrlich ausgesprochen. Wir haben uns dann gesagt, wenn es nicht mehr geht, ist es ehrlicher und besser für alle, wenn wir auseinander gehen. Dann passierte das Wunder: Aus meinem Inneren, ganz von selbst und unerwartet, stiegen wunderbare warme, liebevolle Gefühle für Brigitta auf. Ich liebte sie! Der Gedanke, sie zu verlieren oder einsam irgendwo dahinleben zu wissen, war mir plötzlich unerträglich. Ich begehrte *sie* und machte mir Sorgen, dass sie die Trennung wirklich betreiben würde.

Rückblickend weiß ich, dass ich die *Mutter,* die sie als die seelisch Stärkere bis dahin für mich war, losgelassen und die *Frau* in ihr gefunden habe. Damals, als wir heirateten, habe ich eine Mutter gebraucht und Brigitta war genau die richtige Frau für mich gewesen. Jetzt passte das nicht mehr. Auch hatte ich immer die Idealvorstellung von einer blonden, blauäugigen, sinnlichen Blondine als Prestigefrau in mir herumgetragen und Brigitta an diesem Ideal gemessen. Keine Frau hätte mir je diese Wahnvorstellung erfüllen können (und ich hätte diese Frau auch nicht aushalten können). Jetzt konnte ich Gitta so sehen, wie sie *ist.* Und ich entdeckte eine wunderbare Frau mit viel Charme, seelischer Tiefe und Anziehung und überhaupt einen tollen Menschen. Und dass sie ein Geschenk ist.

Ich musste auch einsehen, dass mir mein Beruf wichtiger als alles andere gewesen war, dass ich meine berufliche Belastung und Verantwortung höher eingeschätzt hatte als ihre Hausfrauen- und Muttertätigkeit. Sie sollte unablässig funktionieren, durfte niemals krank sein, hatte mich, der es doch viel schwerer hatte, zu trösten und zu verwöhnen.

Worin lag deiner Ansicht nach dein Anteil an der Beziehungskrise, woran der von Brigitta?

Meine allgemeine seelische Unreife, mein mangelnder Mut, meine Idealvorstellungen von der Frau, auch meine übergroßen Erwartungen an Brigitta. Ich wollte ja verwöhnt werden. Sie war immer die seelisch Stärkere, voll Vertrauen in sich und das Leben und voll Zuversicht. Da kam ich nicht mit wegen meiner

Selbstzweifel, Komplexe und Ängste. Brigitta hat mich, so glaube ich heute, immer geliebt, doch ich konnte ihre Liebe oft nicht annehmen. Zehn Jahre etwa habe ich gebraucht, um ihr überhaupt zu *glauben,* dass sie mich liebt. Und ich habe *sie* ja kaum wirklich lieben können, ich wusste ja gar nicht, was menschliche Liebe ist, stattdessen war ich voll Neid und unerfüllter Sehnsucht nach angeblich schöneren und jüngeren Frauen. Und nun war ich ein Stück gereift und glaubte, dass Brigitta nicht mehr zu mir passt.

Auf Brigittas Seite war es die überlebte Mutterrolle, wodurch ich mich jetzt bevormundet und klein gehalten fühlte.

Drückte sich die Krise auch in eurer Sexualität aus?

Joachim: O ja! Doch eher umgekehrt. Wir erlebten beide eine riesige sexuelle Befreiung. Wir haben uns mit Tantra beschäftigt, lieben es, wochenends lange im Bett zu bleiben. Ich hätte mir früher niemals vorstellen können, wie innerlich frei, beweglich, genießerisch Gitta sein kann, ja mädchenhaft. Ich bewundere ihren Körper.

Und ich weiß auch erst heute, dass Körper, Seele, Geist ein Ganzes sind, das Sexuelle ist nicht eine Sache für sich. Oft ist es so, wenn wir zusammen sind, dass ich meine, ihrer Seele zu begegnen. Ich empfinde es geradezu so, dass wir *jetzt* unsere Flitterwochen haben und nicht, wie sonst wohl üblich, zu Beginn der Ehe (oder davor). Was schon beim Händchenhalten für Energien fließen können, hätte ich nie geglaubt.

Natürlich erleben wir nicht pausenlos Höhenflüge, es gibt auch immer wieder mal flaue Zeiten und neue Hürden. Doch ich fühle, dass ein dickes Band zwischen uns gewachsen ist. Ich brauche keine andere Frau mehr. Übrigens war gerade das Sexualleben auch in schweren Zeiten niemals ganz auf null bei uns. Es war für mich mitunter von geradezu therapeutischem Wert. Es war jedoch früher nicht so tief, wir waren im Grunde unwissend und mit wenigem zufrieden.

Brigitta: Trotz aller Probleme habe ich Joachim immer geliebt. Unsere Sexualität hatte sich bis zu unserer Krise nie frei entwickeln können, aufgrund unserer strengen Erziehung. Trotzdem haben wir beide immer die körperliche Nähe gesucht. Dies hat uns auch oft aus einer Krise herausgeholt. Wir konnten unsere Bedürftigkeit erkennen.

Brigitta, wie hast du auf die ausgebrochene Krise reagiert? Bist du aktiv geworden oder hast du den Kopf in den Sand gesteckt? Wie reagierst du überhaupt als Typ auf Probleme?

Der Schock, den ich nach der ersten Außenbeziehung von Joachim erlitten habe, war unendlich groß. In unserer Ehe waren für uns beide die Treue und das Zueinanderstehen, auch in schwierigen Situationen, sehr wichtig gewesen, wir waren sogar sehr stolz darauf.

Ich habe eine schwere Identitätskrise durchlebt und durchlitten. Meine Abhängigkeit von »Joachims Geld« ist mir dabei ganz klar zu Bewusstsein gekommen. Um meine Persönlichkeit wieder aufzubauen, musste ich aus der »Nur«-Familienarbeit heraus. Es gelang mir sehr schnell, eine halbe Stelle in meinem erlernten Beruf als Lehrerin zu bekommen. Da ich diesen Beruf einundzwanzig Jahre lang nicht ausgeübt hatte (eigentlich auch nie selbstständig praktiziert hatte, weil ich nach der 2. Staatsprüfung um unserer Kinder willen keine Stelle angetreten habe), waren die ersten Monate für mich ein wahres Martyrium. Ich schlief nachts wenig und sehr unruhig, im Haushalt lief nichts mehr wie früher, die Anforderungen von Mann, Söhnen und Verwandtschaft konnte ich nicht mehr erfüllen. In der Schule hatte ich enorme Versagensängste.

Ein Glück für mich war, dass ich an eine Schule gekommen war, in der ich die volle Unterstützung des Lehrerkollegiums hatte. Man bewunderte mich sogar, dass ich nach so vielen berufslosen Jahren in den Schuldienst eingestiegen bin. Auch bekomme ich viel Bestätigung von den Kindern und deren Eltern.

Heute bin ich sehr froh über den Einstieg in den Beruf. Mein Verständnis für berufstätige Frauen (und Männer) ist enorm gewachsen. Mir ist im Nachhinein bewusst, dass ich diesen Schritt viel eher hätte tun sollen.

Was meinst du, was war dein Anteil und was Joachims Anteil an der Krise?

Ich sehe meinen Anteil an der Beziehungskrise heute so: Ich habe es als meine Aufgabe betrachtet, Joachim das Leben einigermaßen erträglich zu machen. Ich habe ihn umsorgt wie eine Mutter. Das war mir damals nicht bewusst. Außerdem habe ich versäumt, ihn auf *meine* Bedürfnisse aufmerksam zu machen. Ich habe mich für alles verantwortlich gefühlt, was mit Familie, Schule, Verwandtschaft, Freundeskreis zu tun hat. Der Grund dafür war wohl auch, dass Joachim das Geld verdiente und ich »nur« die Familienarbeit zu leisten hatte. Öfter plagte mich sogar ein schlechtes Gewissen, wenn ich zum Frühstück oder Nachmittagskaffee eingeladen war oder meinen Hobbys nachgehen konnte.

Joachim, was hat dir geholfen, die Krise zu erkennen, vor allem aber mutig anzugehen?

Wie erwähnt, die aufbauenden Lernerfahrungen bei Mathias und in der psychosomatischen Klinik sowie emotionale Arbeit im Dan-Casriel-Institut in Oberzeuzheim bei Limburg. Ich besuche regelmäßig Selbsthilfegruppen, die nach dem 12-Schritte-Programm der EA (Emotions Anonymous, das heißt Anonyme Gefühlsgestörte) arbeiten. Auch haben wir beide einige Stunden Einzeltherapie gemacht und dabei zum Beispiel gelernt, unsere Gefühle besser anzunehmen und auszudrücken. Und die Krise zu *erkennen,* das war überhaupt kein Problem, sie zeigte sich ja allzu deutlich.

Gelesen haben wir viel und tun es noch. Wobei wir wissen, dass Lesen allein nicht weiterhilft. Zum Beispiel: John Bradshaw: ›Wenn Scham krank macht‹, Walther H. Lechler: ›So kann's mit mir nicht weitergehen!‹, Mathias Jung: ›Reine Männersache‹ und ›Zweite Lebenshälfte‹, Michael Lukas Moeller: ›Die Wahrheit beginnt zu zweit‹, Peter Schellenbaum: ›Das Nein in der Liebe‹, Theodor Bovet: ›Die Ehe‹, Athys Floride: ›Die Begegnung als Aufwacherlebnis‹, Richard Rohr: ›Der Wilde Mann‹ und ›Der Nackte Gott‹.

Zurzeit nehme ich an einer Ausbildung in Gestalttherapie teil, ebenfalls ein Tipp von Mathias, um mein therapeutisches Halbwissen zu professionalisieren.

Hast du dir auch Hilfe geholt, Brigitta?

Die Notwendigkeit, mir von außen Hilfe zu holen, habe ich erst gar nicht erkannt. Doch weil wir, obwohl wir uns innig zueinander hingezogen fühlen, noch immer Probleme mit »Kleinigkeiten« haben, sind wir jetzt in einer Paartherapie. Dort wird uns beiden bewusst, welche Fehler wir machen.

Uns beiden mangelt es an der Fähigkeit, unsere Gefühle auszudrücken, das, was uns tief in der Seele bewegt, dem anderen mitzuteilen. Wir haben es beide als Kind nicht gelernt und können es jetzt unter Mithilfe von erfahrenen Therapeuten nacharbeiten.

Was habt ihr in eurem Zusammenleben geändert?

Joachim: Wir – besonders ich hatte das nötig – haben gelernt, miteinander zu reden, uns unsere Gefühle mitzuteilen, statt den anderen sie erraten zu lassen, auch miteinander zu beten. Das Miteinander- und Füreinander-Beten hat am längsten gedauert, es setzt sehr viel Zutraulichkeit voraus.

Früher sind wir oft in Missverständnissen stecken geblieben. Ich habe lange geglaubt, dass Gitta doch merken muss, was momentan in mir los ist, und dass ich ihr das nicht eigens zu sagen bräuchte. Ein großer Irrtum! Auch schieben wir selbst kleine Unstimmigkeiten nicht mehr vor uns her, sonst wachsen und wachsen sie und werden riesengroß. Dabei haben uns sehr die Zwiegespräche nach Lukas Moeller geholfen.

Gitta ist wieder berufstätig, ihren Wunsch danach kann ich gut verstehen. Ich helfe regelmäßig bei der Hausarbeit mit. Ich bin dazu fähig geworden – und es ist auch für *mich* schön –, Gitta Gutes zu tun, etwa *ihr* zuliebe Bummeln zu gehen, ihr Blumen zu schenken, sie in den Arm zu nehmen oder sie einfach mal anzurufen. Ich möchte mit ihr leben und könnte mir auch vorstellen, sie im Krankheitsfall zu pflegen. Ich möchte ihr helfen, ihren Körper anzunehmen, denn damit hat sie ein paar Problemchen (wie wohl nahezu jede Frau).

Auch haben wir, nachdem wir uns verliebt haben, unsere Namen etwas geändert: Brigitta lässt sich lieber Gitta nennen und ich bevorzuge meinen vollen Rufnamen Joachim statt Jochen.

Brigitta: Durch meine Berufstätigkeit hat sich notwendigerweise auch unser Zusammenleben geändert. Die Familienarbeit wird jetzt etwas aufgeteilt, ich fühle mich nicht mehr für alles allein verantwortlich. Den Sonntagskuchen backe ich nicht mehr und auch sonst kann ich einigermaßen damit leben, wenn mal nicht *alles* da ist oder gut läuft. Joachim und ich versuchen, uns so viel Zeit füreinander zu nehmen, wie es eben geht (Zeit ist aber für mich die größte Mangelware geworden, weil ich viel davon brauche, um in der Schule nicht zu versagen). Wir versuchen, die Bedürfnisse des anderen zu verstehen und liebevoller miteinander umzugehen. Früher hatte ich auch immer das Gefühl, in Joachim nur zu investieren, und jetzt bekomme ich auch zurück.

Naive Frage: Warum habt ihr euch nicht getrennt, sondern einen Neuanfang gemacht?

Joachim: Den haben *wir* nicht gemacht. Es ergab sich so, er wurde uns *geschenkt*. Ich fühle mich von einer höheren Macht weise geführt. Alles war letztlich gut so, wie es war. Es hat mich dahin gebracht, wo ich bin. Die Muttererde, in der alles Gute wächst, ist die Liebe: zu Gott, zu den Menschen, zur Schöpfung und zu mir selbst, und das ist alles dasselbe.

Brigitta: Nach der erneuten Außenbeziehung von Joachim beim zweiten Klinikaufenthalt hatte ich eine Trennung voll im Blick. Ich wollte mich nie mehr von dem Mann, den ich trotz allem so sehr liebe, demütigen lassen. Mit meinen Söhnen konnte ich über mein Problem reden, ich fühlte mich von ihnen verstanden.

Mit Joachim habe ich gestritten, gerungen, gebetet und auch ruhig gesprochen. Nachdem er von seinen Beziehungen ablassen konnte, öffnete sich für mich wieder ein kleines Tor, was mein Zusammenleben mit ihm betraf. Sein inniger Wunsch, mit mir zu leben, mich zu lieben und mich als Frau und nicht als Mutter zu sehen, hat mich dazu bewogen, die Trennung nicht zu vollziehen. Auch der Gedanke, dass unsere Söhne ihr Zuhause verlieren würden, hat mich veranlasst, in dieser Ehe zu bleiben.

Brigitta, wo tust du dich eher schwer mit Joachim, wo habt ihr unterschiedliche Charaktere und Sehweisen, was liebst du heiß an deinem Joachim?

Joachim war, als ich ihn heiratete, mein Traummann. Ich wollte immer einen Mann, der klüger ist als ich. Meine Erfahrung war nämlich, dass ich bei einem mir unterlegenen Mann schnell die dominierende Rolle einnehme und sehr bestimmend werde. Und das verhindert, dass ich lerne und an mir arbeite. Joachim kann ganz toll die schwierigsten Dinge erklären, er ist begabt in technischen Angelegenheiten. Außerdem finde ich ihn äußerlich attraktiv, er kann wunderbar lachen und, wenn es ihm gut geht, auch fröhlich sein. Seine Zärtlichkeit, die er jetzt zeigen kann, tut mir in der Seele gut. Ich kann offen mit Joachim umgehen, vor allem ganz ehrlich sein, ich brauche mich nicht zu verstellen. Joachim hat oft strahlende blaue Augen!

Schwer fällt mir immer noch, mit Joachim umzugehen, wenn es ihm nicht gut geht. Er ist dann so verletzlich und schwierig. Auch habe ich Probleme, wenn Joachim nicht auf seine Kleidung achtet, zum Beispiel mit schmutzigem Pullover aus dem Haus geht oder Kleidungsstücke anzieht, die meiner Meinung nach nicht zusammenpassen. Das verletzt mich dann tief, weil ich ihn ja anschauen muss und mich missachtet fühle.

Vom Charakter her sind wir schon verschieden. Joachim ist hektisch, spontan, überempfindlich, sensibel, ehrgeizig, ungeduldig. Ich dagegen muss alles in Ruhe machen, Hektik ist tödlich für mich. Ich erledige gern Dinge in letzter Minute, bin auch nicht traurig, wenn mal was schief geht. Manchmal bin ich sehr träge und brauche den Druck von außen, um etwas voranzubringen.

Joachim, die gleiche Frage an dich ...

Wir hatten stets und von Anfang an eine verblüffende Übereinstimmung in den wesentlichen praktischen Angelegenheiten wie Umgang mit Geld, Einrichten der Wohnung, Nutzwert eines Autos. Und ebenso deckten sich unsere inneren Wertvorstellungen weitgehend, etwa hinsichtlich Erziehungsgrundsätzen, Schulfragen, Glauben, Beziehungen zu Freunden und Verwandten, Geschmacksfragen.

Nicht verstanden habe ich früher, wenn Gitta unseren Jungs gegenüber bei gewissen Vorkommnissen Großzügigkeit, Verzeihen, Liebe walten ließ, während ich eher Konsequenz, Strenge und Wiedergutmachen als Erziehung zur Lebenstüchtigkeit für angebracht hielt. Von Beruf Ingenieur, habe ich ohnehin gemeint, dass Gefühle trügerisch und zu ignorieren seien, dass Leistung und Pflicht zu den ersten Tugenden zählen. Und was Liebe überhaupt ist, habe ich ja erst kürzlich gelernt. Und noch vor mir, wie das überhaupt geht: zu leben.

Mit Gittas Äußerem, etwa mit ihren paar Warzen, tue ich mich mitunter noch schwer. Obwohl ich weiß, dass umgekehrt meine viel schlimmere Akne sie nie gestört hat, ja, ich wurde durch ihre Liebe sogar davon geheilt. Andererseits sehe ich gerne ihr ausdrucksstarkes, eigenwilliges Gesicht an. Auch mag ich ihre langen Beine sehr.

Was ich nie gefühlt habe, ist Eifersucht. Ich hatte stets ein grenzenloses Vertrauen zu Gitta, in allen Bereichen. Und wir fahren und fuhren durchaus auch einzeln in Urlaub.

Heiß liebe ich ihre Anmut und bewundere ihre Seelenstärke, ihre Aufrichtigkeit, ihr Vertrauen und überhaupt ihre positive Grundeinstellung. Und ich freue mich auf nächstes Jahr, denn dann lassen wir unsere Silberhochzeit nicht aus!

Was würdet ihr aus eurer Erfahrung anderen Paaren in gleicher kritischer Situation raten?

Brigitta und Joachim: Wir möchten keinen allgemeinen Rat geben, denn jeder Mensch hat seinen ureigenen Entwicklungsprozess und muss den für ihn passenden Weg suchen. Wenn ein Mensch jedoch mit einer Frage oder einem Hilfewunsch an uns herantritt, möchten wir versuchen, ihm zu helfen. Dabei sind wir uns bewusst, dass auch wir noch auf dem Weg sind.

Was uns neben dem Erwähnten noch geholfen hat, war Verzeihen (was hätte ich, Joachim, wohl gefühlt, wenn Gitta *mich* mit einem anderen Mann betrogen hätte?). Wichtig war auch das miteinander reden. Und uns Hilfe holen, das hätten wir bereits *frühzeitiger* tun sollen. Und beten. Du brauchst es gar nicht zu können, das Beten wächst mit dem Beten.

›Der Froschkönig‹ oder Liebe ist Knochenarbeit

Es gibt praktisch niemanden, der die Welt der Erwachsenen heil und unversehrt erreicht, ohne je verletzt worden zu sein von denen, die er liebte oder zu lieben versuchte.

Lonnie Barbach, David L. Geisinger: Zusammenleben wäre eine gute Alternative

Was für ein schönes Märchen! Wir kennen es alle und freuen uns seit Kindesbeinen über das allerliebste Happy-Ending. Irgendetwas befriedigt uns außerordentlich am Lauf dieses bizarren Liebesdramas zwischen der Schönen und dem Biest. Betrachten wir dieses Hindernisrennen der Liebe allerdings genauer, erstmals mit unseren Erwachsenenaugen und unseren reifen Gefühlen, so entpuppt sich das Grimmsche Märchen als ein wahres Kunterbunt von Slapstick-Komödie, Tragödie, Missverständnissen, kindlichen Traumatisierungen, Illusionen und Desillusionen, Stillstand, Turbulenzen und kopfschüttelnden Lernerlebnissen.

Hans Jellouschek hat das Märchen in einem scharfsinnigen Büchlein, ›Der Froschkönig‹, analysiert. Ich selbst habe es mit insgesamt Tausenden Seminarteilnehmern in Lahnstein, angehenden Gesundheitsberaterinnen und -beratern um spannende Aspekte bereichert, die ich den tollen Diskutanten verdanke. Danke, ihr Lieben!

Dabei beginnt alles in dieser Erzählung so idyllisch, wie vor den Kulissen der Märcheninszenierung im Stadttheater. Das Schloss ist prunkvoll, die Sonne lacht, der König ist stattlich und am allerschönsten ist des Königs jüngste Tochter. Sie hat nicht nur die Gemächer des Palastes zum Spielen, sondern auch einen großen dunklen Wald mit einem tiefen Brunnen. Da ist es an heißen Tagen schattig. Das holde Kind besitzt als Spielzeug nichts weniger als eine goldene Kugel; es spielt damit wie unsereiner in der Kindheit mit einem bescheidenen Plastikball! Was für ein behütetes Mädchen! Was für eine schöne Welt! Wie viele von uns sind auch in einer äußerlich wohl situierten Umgebung aufgewachsen, gut genährt und gut gekleidet, die Eltern angesehen. Nichts deutete auf innere Not hin. Und doch lauert unter der glatten Oberfläche im Märchen wie im Leben die Irritation.

Was stimmt in dem sonnigen Tableau nicht? Einiges. Das Mädchen hat offensichtlich keine Mutter. Von ihr ist im Verlauf des gesamten Märchens nicht einmal die Rede. Entweder lebt die Mutter nicht mehr, dann ist unsere Prinzessin eine Halbwaise. Oder die Mutter ist eine seelisch blasse Frau, die nicht in Erscheinung tritt. In beiden Fällen leidet das Mädchen unter einem schweren Mangel. Es fehlt ihr nicht nur die mütterliche Liebe und Versorgung, sondern auch die Mutter als weibliches Vorbild, als Initiatorin in das Frauenleben. Wie oft mag sich das Mädchen schon das Herz ausgeweint haben in seiner Sehnsucht nach der Mutter? Scheidungskinder, die eine – noch so liebe – Stiefmutter bekommen oder den Vater verlieren, kommen sich oft halbiert vor.

Nun könnte man sagen, die Prinzessin ist als Jüngste das allseits geliebte Nesthäkchen. Weit gefehlt – sie ist das schönste der Mädchen und zieht daher vermutlich den Neid und die Rachegefühle der älteren Schwestern auf sich. Mit ihnen spielt sie jedenfalls nicht, sie hockt ganz allein draußen am Brunnen im Wald. Es gibt auch keinen wohlwollenden älteren Bruder, der sie beschützt.

Aber ist sie nicht Papas Liebling? Das dürfte stimmen. Doch zahlt das Mädchen nicht einen hohen Preis dafür? Muss es ihm gegenüber nicht dauernd die kindliche »Vergnügtheitspflicht«

(Martin Walser) erfüllen, den Part der kleinen, süßen Frau spielen, den augenscheinlich frauenlosen Vater mit seinem entzückenden Gesicht und dem Liebreiz seines Körpers und seiner sonnigen Ausstrahlung trösten?

Das ist eine kindliche Überforderung durch den Vater, eine »Parentifizierung«, wie wir bei Riemann gesehen haben. Dieses Mädchen darf nie ruppig, pampig, ungezogen, aggressiv sein. Es muss immer die Rolle der angepassten kleinen Frau, »Papas Sonnenschein«, spielen. Es darf auch nicht weinen und traurig sein. Was macht dieses Kind mit seiner Depressivität, die es doch auch hat? Es versteckt sie. Es tarnt sich. Es ist, so steht zu vermuten, eine perfekte kleine Schauspielerin.

Welche Rolle haben wir in unserem Kinder- und Jugendleben gespielt? Kinder haben ein feines Gespür für die Erwartungen der Eltern: In vorauseilendem Gehorsam maskieren sie sich und spielen den verlangten Part. Wenn sie lügen, so lügen sie aus Liebe. Erwachsen geworden, fällt es ihnen schwer, die Maske wieder abzulegen.

Das Märchen berichtet von einem frühen Drama der Adoleszenz, jener Phase der Jugend, in der uns das Alte nicht mehr trägt und das Neue noch nicht sichtbar ist. Wir sind innerlich einsam. Wir spüren, wie die Prinzessin, Langeweile. Langeweile ist hier nicht banal als Spannungslosigkeit zu verstehen, sondern in einem schneidend existenziellen Sinne. Nichts mehr im Leben geht vorwärts. Es ist alles so sinnlos! Wenn doch nur der Blitz in die öde Lebenslandschaft einschlüge! Das ist die Krise.

Nicht genug, dass der Weg nach vorne noch nicht sichtbar ist, jetzt geht auch noch über Nacht die alte Sicherheit verloren. Die goldene Kugel, das Symbol der kindlichen Lebensganzheit, rollt aus dem Gesichtsfeld; sie verschwindet unauffindbar. Als Jugendliche provozieren wir die Situation auch ein bisschen. Die Königstochter müsste mit der wertvollen Goldkugel ja nun nicht gerade am Rande des tiefen Brunnens spielen. Auch als die Kugel ins Wasser hineinrollt, stürzt sie ihr nicht nach, sondern verfolgt das Geschehen, fast als ob sie zustimmte, mit den Augen.

Jetzt ist die alte Lebenswirklichkeit unwiederbringlich verloren – wer von uns möchte da nicht weinen und immer lauter weinen und könnte sich gar nicht trösten. Natürlich, wenn wir ganz ehrlich sind, weinen wir auch so unbändig laut, um auf uns aufmerksam zu machen. Weinen ist, nüchtern gesprochen, ein kommunikativer Vorgang, ein Hilfeschrei. Schon wird die Umgebung aufmerksam auf uns. Etwas kommt in Bewegung. Wir haben, noch bevor das große Drama der Metamorphose in unserem Leben beginnt, schon eine Grundlektion gelernt, nämlich unseren Schmerz zu fühlen und zu zeigen und nicht länger den Kummer in uns hineinzufressen. Wer so weit ist, der hat den Tiefpunkt der Krise bereits verlassen.

»Vielleicht«, notiert Nietzsche in ›Die Unschuld des Werdens‹, »ist Leiden etwas vom Wesentlichen allen Daseins.« Wie die meisten Philosophen betrachtet Nietzsche das Leiden als ein konstitutives und wertvolles Element des Lebens: »So tief der Mensch in das Leben sieht, so tief sieht er auch in das Leiden.« Und: »Alles, was leidet, will leben« (›Also sprach Zarathustra‹).

Die Königstochter schreit, »dass sich ein Stein erbarmen möchte«. So schwer ist die Krise. So bitter ist der Verlust des kindlichen Universums. Doch ein Lebensabschnitt hat sich unerbittlich dem Ende zugeneigt. Das macht Knochenangst. In dieser Situation, in der die Prinzessin um Hilfe schreit – wir haben uns hier kein Kind, sondern eine junge Frau vorzustellen –, erblickt sie einen Frosch, »der seinen dicken, hässlichen Kopf aus dem Wasser streckte«. Was meint das Märchen auf einer tieferen psychischen Ebene mit dieser ungefälligen »Fretsche«?

Kein Zweifel, es handelt sich um einen Mann von einiger Zwiespältigkeit. Schön ist er nicht, wohl auch von eher schwerblütiger Natur, allem Anschein nach etwas klammernd. Er zeigt sich, modern formuliert, von aufdrängender Hilfsbereitschaft, zweifellos patent, mit dem Dübel ebenso gewandt umgehend wie mit der Regulierung von Haushypotheken und Autoversicherungen. Vielleicht ist er der viel zitierte Mann fürs Grobe. Der Mann, der einem in jeder Situation hilft, immer einen Rat weiß, ein handwerklicher Tausendsassa, treu wie Gold, aber auch ein wenig langweilig, mausgrau, nervtötend altruistisch. Ein Beamter gar, wohl situiert, zuverlässig wie die Stadtsparkasse. Der Traum aller sicherheitssüchtigen Schwiegermütter.

Aber, unter uns gesagt, er ist ein Langweiler, auch erotisch nicht gerade das, was man einen Adonis nennen würde. Ein seelischer Kachelofen wohl mehr als ein Herzensbrecher, der das Frauenherz höher schlagen lässt. Eigentlich ist unsere junge Frau an diesem Frosch-Mann überhaupt nicht interessiert. Sie will nicht wissen, woher er kommt. Es ist ihr gleichgültig, in welcher inneren Situation er steckt. Es erscheint ihr ohne Bedeutung, was in den Untertönen seines Redens mitschwingt. Für seine inneren Werte hat sie keinen Blick. Sie braucht, genauer, sie *gebraucht* diesen Mann, um möglichst schnell aus der Lebenskrise herauszukommen, um neuen Boden unter ihren Füßen zu gewinnen.

Dass wir in der Liebe, besonders beim Beginn einer Beziehung, den Partner als ein Mittel zum Zweck gebrauchen, zumindest unbewusst, ist so ungewöhnlich nicht. Wir heiraten, wie zuvor schon gesagt, ob als Frau oder als Mann, um endlich das Elternhaus verlassen zu können. Um, wenn ich ein konservativer Mann bin, mich bekochen und bebügeln zu lassen. Um, wenn ich eine ängstliche Frau bin, mich versorgen zu lassen. Um eine kaputte Liebesbeziehung vergessen zu können. Um endlich unter die Haube zu kommen. Um zusammen ein Haus kaufen zu können. Um unbedingt vor Toresschluss noch ein Kind zu bekommen …

Dabei projizieren wir unsere Sehnsüchte und Erwartungen in den Partner. Wir machen ihn gleichsam zu einem Geschöpf unserer Fantasie. Wir idealisieren ihn. Wir unterlegen ihm Züge, die er möglicherweise überhaupt nicht hat. Wir tun alles, um mit ihm zu verschmelzen. Fast wie in Kleinkinderzeiten gehen wir eine symbiotische Harmonie mit dem/der anderen ein. »Dir gehört mein ganzes Herz«, stammeln wir – und meinen es auch so. »Nichts soll uns trennen. Mit dir möchte ich alt werden.«

Kleine Warnzeichen überhören wir geflissentlich. Die Vorgeschichte des Partners, seine möglicherweise misslungenen Beziehungen, sehen wir allein mit dessen Augen. »Was für Spitzbuben und Luschen diese arme Frau vor mir hatte«, denken wir empört. »Mein Gott, was ist dieser arme Mann vor mir schlimmen Hexen ins Garn gegangen«, konstatieren wir mitleidig.

Wir sind jetzt natürlich der Idealpartner! Wir werden alles besser machen! Alles bieten wir dem Partner, aber auch wirklich alles! Wir verzichten auf Freunde, Hobby, eigene Urlaube, Interessen und vieles mehr. Kleider, Perlen, Edelsteine, ja selbst unsere goldene Krone, also unsere kostbarsten Liebhabereien, stellen wir zur Disposition. Wir werfen sozusagen begeisterten Herzens all unsere Identität über Bord des bisherigen Lebens. Ob das wohl gut geht?

Unser Frosch-Mann taucht in der dankbaren Rolle des Helfers auf. Er holt die goldene Kugel, eine neue, runde Lebenswirklichkeit, für die junge Frau. Aber er verlangt auch seinen Preis dafür. Der Frosch-Mann will der »Spielkamerad« der Frau sein, »an deinem Tischlein neben dir sitzen, von deinem goldenen Tellerlein essen, aus deinem Becherlein trinken, in deinem Bettlein schlafen«. Das klingt so niedlich. Aber ist das die Liebeswerbung eines erwachsenen Mannes? Handelt es sich nicht vielmehr um die regressiven Wünsche eines Menschen, der nie Spielkamerad sein durfte, der früh aus der innigen Beziehung zu seinen Eltern herausgestoßen wurde?

Er will nicht Ehemann, sondern »Spielkamerad« sein. Er will nicht mit ihr an einem Tisch sitzen, sondern an einem Kindertischlein. Er will keinen eigenen Teller, keinen eigenen Becher und kein eigenes Bett. Stattdessen will er aus dem »Tellerlein«, aus dem »Becherlein« der künftigen Ehefrau schmarotzen und in ihrem »Bettlein« schlafen. Näher und infantiler geht es beim besten Willen nicht. »Wir standen uns so nah«, warnt Stanislaw Lec, »dass es zwischen uns keinen Platz mehr gab für Gefühle« (›Unfrisierte Gedanken‹). Da will sich einer zum siamesischen Zwilling machen und der Partnerin keine mehr Luft geben.

Unser Frosch-Mann ist ein Vertreter des depressiven Typus. Er will keine reife Liebesbeziehung, sondern die Rückkehr in eine Baby-Bindung. Er sucht eine Mami, keine Frau, ein Kinderbettchen, kein Ehebett, eine Spielkameradin, keine Partnerin ...

Auch das ist so ungewöhnlich nicht. Einen Vater hat der Frosch-Mann offensichtlich nie besessen. Die Mutter war es wohl, die ihn »verhext« und in den Brunnen der Depression »verwünscht« hat. Warum, wissen wir nicht. Vielleicht weil er revoltierte und sich ihrem Klammern entziehen wollte? Wir Erwachsenen haben viele Möglichkeiten, unsere Kinder zu »verhexen« und zu »verwünschen«. Wenn wir gefühlskalt sind, belegen wir sie mit dem Fluch der Verschlossenheit und Kontaktarmut. Wenn wir depressiv sind und uns vom Leben abschotten, geben wir ihnen unsere Melancholie und Wehrlosigkeit mit auf ihren Weg.

Es ist natürlich, dass wir in der Ehe oder in der lang dauernden Liebesbeziehung diese Wunden unserer kindlichen Verletztheit durch den Partner zu heilen versuchen. Die Frau soll uns jetzt eine verständnisvolle Mutter, der Mann uns ein beschützender Vater sein. Bis in unsere Religionsbildung hinein sprechen wir – worauf Ludwig Feuerbach und Sigmund Freud hingewiesen haben – von der »gütigen Gottesmutter« Maria und vom »allmächtigen Vater«. Wir stecken auch und gerade als Erwachsene voll infantiler Projektionen. Wie sagte doch Feuerbach in der Mitte des letzten Jahrhunderts: »Der Mensch schuf Gott nach seinem Bilde.«

In einem gewissen Sinn schließen wir sozusagen »Kinderehen«. Doch nur im Verlauf einer erwachsen gewordenen Liebesbeziehung bekomme ich die Chance, als autarker, bunter Schmetterling aus der Larve meines kindlichen Raupendaseins zu schlüpfen und zu fliegen. Wo Liebespartner dabei verharren, dem anderen die Verantwortung für das »verletzte Kind in sich« zu delegieren, beschweren sie die Beziehung mit Unmöglichkeiten. Fast immer kommt es dabei, wie ich weiter oben ausführte, auch zu sexuellen Störungen. Die Inzestschranke bewahrt uns dann davor, mit unserer Ehe-Mami, mit unserem Ehe-Papi, mit unserer Ehe-Schwester, mit unserem Ehe-Bruder zu schlafen. Bleibt unsere Seele in einem regressiven Sinne kindlich, so gelangen wir nicht zur Erwachsenensexualität, die, wie wir sahen, ein gewisses Maß an Fremdheit, Abgrenzung, Selbstständigkeit und Aggression braucht.

Die Prinzessin-Frau, die vermutlich nicht ganz frei von hysterisch inszenierenden Charakterzügen ist, und der Frosch-Mann treten sich wie Schauspieler in einem Rollenspiel gegenüber. Sie zeigt, abgesehen von ihrem akuten Lebensproblem, der dringlich anstehenden Abnabelung von der Ursprungsfamilie, nur ihren strahlenden Glanz, Kleider, Perlen, Edelsteine, Krone. Der Frosch-Mann demonstriert seine fantastische Helferqualität; sein »verwahrlostes Kind« enthüllt er nicht. Prinzessin und Frosch-Mann zeigen sich jeweils nur eine Hälfte, die »Butterseite« ihrer Persönlichkeit.

Wer A sagt, muss auch B sagen, konstatiert das Sprichwort. Helfer sind in der Regel nicht so uneigennützig, wie sie zu sein scheinen. Sie wollen etwas für sich. Die Prinzessin, so spürt man, lässt sich in der Tiefe nicht auf diese Beziehung ein.

Wenn man die drastischen Bilder des Märchens tiefenpsychologisch in die moderne Wirklichkeit übersetzt, so stehen wir vor einer klassisch konventionellen Beziehung. Unser guter Mann bemüht sich gewaltig um seine schöne, aufregende Frau. Er ist stolz, sich mit ihr in der Öffentlichkeit zu zeigen. Er wird beneidet um diese »Prinzessin«. Sie genießt es, wenn er alles für sie regelt. Wenn er um sie wirbt, eine tolle berufliche Position vorweist, ein Haus kauft, eine glanzvolle Hochzeit arrangiert, sie mit Aufmerksamkeiten überschüttet. Bald sind sie verheiratet. Das Paar wird von den Freunden beneidet.

Dennoch stimmt etwas nicht. Der Frosch-Mann drängelt, die Frau blockt ab. Immer will er die Nähe. Alles will er mit ihr gemeinsam tun. Die Frau soll alles gut finden, was er tut. Natürlich darf die Frau keine Freunde mehr haben, nicht mehr mit ihrer Freundin tanzen gehen. Bald macht der Frosch-Mann aus der Ehe ein Gefängnis, bald eine Intensivstation. Er ist chronisch eifersüchtig. Sie ist eine adrette, angepasste, pflegeleichte, auf den Mann hin dressierte Frau. Doch tief in ihrem Innern stecken Groll und Wut über ihr nicht gelebtes Leben.

Aber sie hat es nie gelernt, diese »bösen Gefühle« herauszulassen. Musste sie nicht ihrem Vater gegenüber stets die lächelnde und süße junge Frau spielen? Sie ist vielleicht auch unehrlich, schenkt ihrem Mann nicht reinen Wein ein. Eigentlich will sie auch kein Kind von ihm. Eigentlich will sie nicht mit ihm schlafen. Eigentlich kriegt sie neben ihm keine Luft zum Leben: »Der Frosch ließ sich's gut schmecken, aber ihr blieb fast jeder Bissen im Halse.«

Während der Frosch-Mann depressiv erpresst, sie zu Hause gefangen hält und ihr keine weitere Ausbildung zubilligt, geriert sie sich »zickig« und abweisend. Natürlich schläft sie mit ihm, wenn es nicht zu umgehen ist. Aber sie vertrödelt die entscheidende abendliche Zeit im Bad oder schützt Migräne und »Frauenleiden« vor, um sich ihm zu entziehen. Nach innen sieht es in dieser Ehe oder freien Liebesbeziehung ziemlich schauerlich aus. Es sieht so aus, als ob sich Schopenhauers gallenbitterer Aphorismus erfüllte: »Heiraten heißt, das Mögliche tun, einander zum Ekel zu werden.«

Von ihren Eltern erhalten die unglücklich Liebenden keine Hilfe. Beide sind sie ja, zumindestens psychisch, Halbwaisen. Die Prinzessin hatte keine Mutter, der Froschkönig keinen Vater, sondern lediglich eine »verhexende« Mutter. Prinzessin und Frosch-Mann verfügen also über kein Ehe- und Beziehungsmodell als Vorbild. Das geht uns eigentlich fast allen so. Denn die Liebesformen, die uns Eltern und Großeltern vorgelebt haben, gelten heute nicht mehr – denken wir allein an die veränderte, emanzipierte Rolle der Frau.

Oft sind die Eltern mit ihren gut gemeinten Ratschlägen sogar hinderlich. »Was du versprochen hast, musst du auch halten«, sagt der König-Vater scharf: »Wer dir geholfen hat, als du in der Not warst, den sollst du hernach nicht verachten.« Es stimmt und es stimmt zugleich nicht. Richtig ist, dass der Vater die Tochter mahnt, sich auf die Beziehung einzulassen und konsequent zu sein. Aber in welchem Ton sagt er das? Er ist völlig unfähig, ihre Ängste wahrzunehmen. Schon gar nicht schafft er es, einmal den Schwiegersohn zum konfrontativen und liebevollen Gespräch zwischen Männern an die Brust zu nehmen.

Der Prinzessin fehlt eine Mutter für liebevolle Gespräche. Dem Frosch-Mann fehlt ein guter Vater-Archetyp, der ihn in das Abenteuer des Mannseins initiiert. Vergessen wir nicht, ein Mädchen kann nur durch eine Frau zur Frau, ein Junge nur durch einen Mann zum Mann gemacht werden.

Die bevorzugte Gehweise des Frosch-Mannes ist es zu kriechen. Er bettelt und schleimt sich in die Liebe hinein. Selbst die Sexualität »verdient« er sich durch Wohlverhalten und Leistungen. Wenn alles nicht mehr hilft, dann droht dieser angeblich so sanfte Mann. »Verdammte Hacke«, schäumt er, »mach endlich Sex mit mir, gib deinen bockigen Widerstand auf oder ich sag's deinem Vater!«

Man kann sich diesen Ehekrieg als langjährige Inszenierung

vorstellen, sicher auch mit besseren Zeiten dazwischen, aber mit dem ungelösten Grundkonflikt als treibendem Element: Sie verweigert sich und lässt sich nicht ein. Er klammert an seiner Mutter-Ehefrau. Die Entwicklung, die doch in Gang gekommen war, stagniert.

Immerhin war die Prinzessin in eine Lebenskrise geraten. Immerhin hatte sie sich dem Frosch-Mann ein Stückchen offenbart. Immerhin hatte der Frosch-Mann ihr geholfen. Dann war sie abgehauen in die heimische Lebensatmosphäre, vielleicht auch in die Unverbindlichkeit, hatte vielleicht gespielt mit dem Mann aus dem Brunnen der Depression. Dann hatte sich der gute Kerl mit seinen kurzen Stummelbeinchen auf den beschwerlichen Weg gemacht, um in ihrem Herzen anzuklopfen, um seine Erlösung auf den Weg zu bringen. »Nichts wie raus aus dem Brunnen meiner Depression und Einsamkeit«, hatte der Frosch-Mann gedacht und damit richtig gehandelt. Natürlich liegt in jeder Beziehung auch viel heilende Kraft, auch wenn das Werk der Erlösung letztlich unsere eigene Sache ist. Wir sehen, im Glück und Zähneklappern der Liebe bringt bald der eine, bald der andere Partner die Entwicklung in Bewegung.

Jetzt passiert das Erstaunliche – endlich, endlich erlaubt sich die zarte Prinzessin-Frau ihre Wut. Das, was sie noch nie gewagt hat. Das, was sie nicht leben durfte. Sie hat sicher schreckliche Angst. »Wenn ich wütend werde, verliere ich diesen Mann! Was werden die anderen dazu sagen? Er trinkt nicht, er verludert kein Geld, er hat keine fremden Frauen, er sorgt so gut für mich – wie kann ich dann wütend sein?« Jetzt wird sie »bitterböse«. Sie wirft diesen Mann mit seinen unerträglichen Zumutungen »aus allen Kräften wider die Wand«. Sie tobt, ja, sie explodiert förmlich: »Nun wirst du Ruhe haben, du garstiger Frosch!«

Was für eine Entwicklung! Was sonst oft eine Angelegenheit langjähriger Therapie ist, das schafft unsere wohl dressierte Anpassungsfrau im Alleingang, allerdings erst nach zäher Auseinandersetzung, in der sie wohl meist die Schmollende und die Klagende spielt. Natürlich wirft sie ihren Frosch-Mann nicht im Wortsinne an die Wand. Sie schlägt ihn nicht und schmeißt ihm keinen Hammer an den Kopf, aber sie stellt ihn wohl erstmals vor klare Alternativen: »Entweder hörst du auf, den kleinen Jungen zu spielen und mich zu deiner Mama zu machen und mir die Freiheit zu nehmen, oder ich gehe!« Sie streitet! Streiten verbindet! Streiten ist unumgänglich in jeder Beziehung! Konstruktive Aggression ist ein Geschenk!

Exakt in dem Augenblick, in dem die Prinzessin-Frau die Aggression und Klarheit wagt, bricht die alte Funktion der Beziehung zusammen. Wenn einer von beiden aus dem bisherigen System aussteigt, so kann es keine Sekunde länger funktionieren. So einfach und so schwer ist das. Wo ein Ehetyrann ist, da gibt es immer auch eine Frau, die sich tyrannisieren lässt. Wo eine Despotin herrscht, da ist immer auch ein Schlappschwanz, der es mit sich machen lässt. Das ist wie im Märchen ›Der Fischer und seine Frau‹, wo dieser armselige Maulklemmer und Sesselfurzer von Mann immer nur auf den Knien meutert und den Butt anjammert: »Meine Frau, die Ilsebill, tut nicht so, wie ich wohl will.«

Die Rolle des Passiven zu spielen bedeutet beileibe nicht immer, den Part des/der Sanften übernommen zu haben. Es beinhaltet oft vielmehr den einfachen Sachverhalt, dass man sich davor drückt, die eigene Aggression und Selbstbehauptung zu wagen. Dass man also zu träge oder zu feige ist, sich zu entwickeln, Grenzen zu setzen und das zu riskieren, was der Philosoph Arthur Schopenhauer das »principium individuationis« nennt, die Aufgabe der Ich-Werdung. Im Beziehungssystem bildet sich dann schnell die von mir oft zitierte psychische Arbeitsteilung heraus. Sie zum Beispiel übernimmt das Ressort Anpassung, Selbstlosigkeit und Verständnis, er die Abteilung Klammern, Meckern und Rücksichtslosigkeit.

Indem nunmehr die Prinzessin-Frau ihre Wut ausdrückt,

fühlt sie sich. Sie spürt das Unzumutbare, sie gewinnt sich selbst und ihre Freiheit wieder. Sie könnte auch ohne diesen Mann leben. Das Leben würde weitergehen. Sie ist nicht länger mehr erpressbar. Sie mutet dem Partner Veränderung, Männlichkeit oder Abschied zu. Sie verlangt etwas. Der Frosch-Mann umgekehrt sieht sich radikal ernst genommen und gefordert. Seine Kindereien werden ihm nicht mehr nachgesehen.

»Als er aber herabfiel, war er kein Frosch, sondern ein Königssohn mit schönen, freundlichen Augen.« Wir lesen diese Zeilen ganz selbstverständlich. Tatsächlich handelt es sich um eines der Wunder, die lebendige Beziehungen bewirken. In Wirklichkeit reagieren Partner – und nicht nur Männer – auf solche schweren, notwendigen Liebesauseinandersetzungen oft destruktiv: Ein Mann haut einfach ab und sucht sich als neue Partnerin ein »jüngeres Modell«. Ein zweiter wird zum notorischen Frauenhasser. Ein dritter bleibt Junggeselle. Ein vierter verzieht sich in den Groll, nimmt sich, im Extremfall, sogar das Leben. Ein fünfter flüchtet sich in eine Außenbeziehung. Es gibt Partner, die kann man »an die Wand klatschen«, so viel man will, es kommt kein Königssohn dabei heraus. Herunter fällt immer noch ein garstiger Frosch.

Dieser Mann hat das Problem kapiert. Er spürt, er muss sich der Frau stellen. Wichtiger noch, er muss seine eigene, kindliche Bedürftigkeit ins Auge fassen. Er muss lernen, sich selbst zu bevatern und zu bemuttern. Hans Jellouschek spricht in diesem Zusammenhang von einem Vorgang der »psychologischen Scheidung«: »Die beiden sind auf Distanz gegangen, sie haben beide ihre symbiotischen Erlösungsvorstellungen von Beziehung aufgegeben und nacheinander ihren ursprünglichen Beziehungsvertrag aufgelöst. ›Psychologische Scheidung‹ nenne ich diesen Prozess, der sich in der Paartherapie – ›mit Heulen und Zähneknirschen‹ – vollzieht.«

Jellouschek gibt den Partnern, die in ihrem Prozess an diese Stelle gekommen sind, eine Art Ritual als Hilfestellung: »Ich fordere sie auf, einander gegenüberzutreten, sich in die Augen zu schauen und einander zu sagen: ›Ich entlasse dich aus der Verantwortung, für das verletzte Kind in mir zu sorgen. Ich übernehme selbst die Verantwortung dafür. Wenn du von dir aus etwas für das verletzte Kind in mir tun willst, werde ich dafür offen sein.‹ Wenn sich die Partner diese Worte gesagt haben, gehen sie, ohne weiter darüber zu sprechen, auseinander und verbringen die nächsten Stunden für sich allein.«

Im Märchen stehen sich erstmalig Königssohn und Königstochter als selbstbewusste, autonome Persönlichkeiten gegenüber. Das Prinzesschen wird Frau, der Frosch-Mann ein königlicher Mann. Immer wieder werden sie in die Abschiede und »psychologischen Scheidungen« von alten Vorstellungen und in neue Vereinbarungen und Selbstverständnisse gehen müssen. So ist das Wesen unserer Beziehung. Wir machen vieles falsch. Wir müssen vieles falsch machen. Nur stehen bleiben dürfen wir nicht. Das ist das Gesetz des Lebens. Wir sind einander Bestimmung, wenn wir uns auf diesen gemeinsamen Prozess der Enttäuschung und Individualisierung einlassen.

Frauen müssen sich dabei von typischen Weibchenrollen, Männer von den Härten der maskulinen Rolle verabschieden. Während unser Frosch-Mann allerdings eher den »animus«, also die männliche Seele, in sich entwickeln muss, stehen viele andere Männer vor der Aufgabe, die »anima«, also die weibliche Seele, in sich zuzulassen. Die Sängerin Bettina Wegner hat diese männliche Entwicklungsaufgabe in einem Gedicht unter anderem so beschrieben:

Cool sein

»Cool« ist eins der Lieblingsworte,
gut getarnt scheint halb gewonnen.
Eisgesicht aus der Retorte,
Produktion hat schon begonnen.

Wenn man weint, ist man kein Mann.
Kummer darf nie offen sein,
weil nicht sein darf, was nicht kann,
also heule stets allein.

Lächerlich will ich mich machen,
dass die Leute endlich merken,
nur wer weint, kann wirklich lachen,
nur wer schwach ist, hat auch Stärken.

Nur wer seine Trauer zeigt,
Wut und Angst und Liebe auch,
wer sein Fühlen nicht verschweigt,
kriegt dafür auch, was er braucht.

Ganz wichtig ist es in jeder Beziehung, miteinander zu reden. Der berühmte französische Otorhinolaryngologe Alfred Tomatis, der mit seiner HNO-Forschung die Wissenschaft vom Ohr revolutionierte, urteilt über seine erste Ehe (in ›Das Ohr und das Leben‹): »Von einem Dialog kann man eigentlich überhaupt nicht sprechen. Für beide von uns wurde die Ehe zu einer typischen Erfahrung von Unmitteilbarkeit. Zwölf Jahre blieben wir zusammen, ohne dass es zu einer wirklichen Begegnung kam. Wir standen uns so fern, als würden wir zwei verschiedenen Universen angehören ... Ich ließ nur wenig von den mir wichtigen Zielen meiner Lebensauffassung, meiner verschiedenen Interessen durchblicken. Damit löste ich bei ihr auch nicht das geringste Echo aus ... Wir blickten uns an, ohne uns zu sehen, wir hörten uns zu, ohne uns zu verstehen, wir kamen zusammen, ohne uns kennen zu lernen ...«

Es gibt Studien, die belegen, dass Menschen nach bereits sechsjähriger Ehe nur noch neun Minuten täglich miteinander sprechen! Jede Beziehung hängt aber wesentlich davon ab, ob und wie wir miteinander sprechen können. Männer neigen dazu, den weiblichen Wunsch nach klärenden Beziehungsgesprächen als »Seelenkram« zu denunzieren. In unserer Sprachlosigkeit stammen wir Männer evolutionsgeschichtlich offensichtlich statt vom Affen eher vom Regenwurm ab.

Königstochter und Königssohn haben ein hartes Stück Beziehungsarbeit geleistet. Keine gute Beziehung gedeiht ohne Seelenarbeit. Die Qualität jeder Beziehung bemisst sich nach der Menge dessen, was die Partner hineininvestieren. Partnerschaften sind keine Paradiese, sondern Äcker und Gärten, die bearbeitet und kultiviert werden müssen. Dass der Prozess der Partnerschaft ein potenziell unendlicher ist, liegt auf der Hand. Dass die goldene Kugel der Lebensganzheit rollt, hoch beweglich ist und damit immer wieder verloren geht, wissen wir aus unserem eigenen Leben. Wir müssen diese Ganzheit, die sich nach Art winziger Quecksilberkügelchen zu verlieren droht, immer wieder einfangen.

Dass sich die Schmerzen unserer Kindheit, die Verletzungen und depressiven Anteile unseres Wesens immer wieder melden werden, das zeigt das Märchen ›Der Froschkönig‹ eindringlich am Ende, wenn dreimal das »Band von meinem Herzen, das da lag in großen Schmerzen«, kracht. So lange klingt das Leid im Herzen des treuen Heinrich, der wohl die schützende Seite im Wesen des Königssohns verkörpert, noch nach. Dann aber werden wir »Könige«. Wir haben unser Selbst gewonnen und dürfen jetzt draußen »regieren«.

Selbstverständlich könnte das Märchen auch genau umgekehrt verlaufen. Ein Königssohn könnte, wie im analogen russischen Märchen, das im Brunnen verwunschene Königstöchterchen antreffen und sie würde ihm das Leben schwer machen. Es gibt Frosch-Männer wie Frosch-Frauen. Es gibt Frauen wie Männer, die eine Fassade vor ihrer Verlassenheit errichten. Unsere Gefühle zu zeigen, unsere Kindheitswunden selbst zu heilen und auch die letztliche Einsamkeit des Menschen auszuhalten – das müssen wir alle lernen. Eine gute Beziehung verlangt Mündigkeit und Kühnheit von uns, Hingabe und Eigenständigkeit zwischen den Partnern.

Wir haben dann den Zuckerguss des Mythos von der romantischen Liebe, der uns wie Fabrikzucker schädigt, abgekratzt und uns in unserer Wirklichkeit entdeckt. Wir können dann vielleicht mit der großen Paartherapeutin Virginia Satir sagen: »Ich glaube, das größte Geschenk, das ich von jemandem bekommen kann, ist, dass er mich sieht, mir zuhört, mich versteht, mich berührt. Das größte Geschenk, das ich einem anderen Menschen machen kann, ist, ihn zu sehen, ihm zuzuhören, ihn zu verstehen und ihn zu berühren. Wenn das gelingt, habe ich das Gefühl, dass wir uns wirklich begegnet sind« (in ›Mein Weg zu dir‹).

Man kann, so lehrt uns das Märchen, die Entwicklung des anderen nur schätzen, wenn man die eigene respektiert. Und: Wir alle sind im Prozess der Liebe selbst die Probanden, aber zugleich auch die Forscher. Ist das nicht aufregend?

Kommunikation ist für eine Beziehung
genauso wichtig wie der Atem fürs Leben.
Virginia Satir: Mein Weg zu dir

Allein zu zweit

Allein

Es führen über die Erde
Straßen und Wege viel,
Aber alle haben
Dasselbe Ziel.

Du kannst reiten und fahren
Zu zwein und zu drein,
Den letzten Schritt musst du
Gehen allein.

Drum ist kein Wissen
Noch Können so gut
Als dass man alles Schwere
Alleine tut.

Hermann Hesse

Allein zu zweit? Du wirst dich, liebe Leserin, lieber Leser, vielleicht wundern, dass ausgerechnet am Ende eines Partnerschaftsbuchs diese Überschrift steht, die auf die Individualität statt auf die Gemeinsamkeit abzielt. Doch wir haben im Verlauf unserer Expedition durch die Dschungelpfade der Beziehungen immer wieder gesehen, dass Liebe sich nicht auf Kollektivismus zu zweit, sondern auf das wechselvolle Bündnis zweier scharf unterschiedlich konturierter Individuen stützt. Die Freiheit, nicht die Unterwerfung ist der Boden der Liebe. »Freiheit bedeutet Verantwortung«, sagt George Bernard Shaw, »das ist der Grund, weshalb die meisten Menschen sich vor ihr fürchten.«

Ein Paar ist dagegen potenziell die kleinste Sekte, die es gibt. Michael Lukas Moeller belegt diese boshafte Beobachtung in

›Die Liebe ist ein Kind der Freiheit‹: Bereits das kirchliche Treuegelöbnis (»bis dass der Tod euch scheidet«) entspräche mit seinem Rigorismus jener »ausschließlichen Bindung, die für jede Sekte kennzeichnend ist«, so Moeller. Aber es gehe noch viel weiter. Jedes verliebte Paar habe eine eigene, im Extremfall hermetisch abgeschlossene Wirklichkeitsauffassung, eine eigene Begriffswelt und Sprache, gegenseitige Hörigkeit, Isolation von der Welt, einen von jeglicher Kritik abgeschotteten Glauben (»Ich glaube an dich«), Beeinflussbarkeit, Idealisierung, trancehafte Bewusstseinsverengung und Disziplinierung: »Der Verliebte kann sich ebenso bis zur physischen und psychischen Erschöpfung für den anderen verzehren wie das Mitglied für die Sekte.«

In der »Zweiersekte« der Liebe gibt es wie in den religiösen Zwangsgebilden Indoktrination, ritualisierte Zeitabläufe, abrupten Persönlichkeitswechsel, vergleichbar der religiösen Konversion, ferner Selbstaufgabe, Fremdbestimmung, kindliche Regression nach Art der Sektenkinder, Außensteuerung durch den Partner, totale Identifizierung mit dem anderen und ausschließliche Sinnerfüllung innerhalb der Zweisamkeit. Moeller: »In fast jeder Nuance gleicht die Verliebtheit der Sektenbildung. Das klassische Liebespaar bietet das Bild einer Zweiersekte in ungetrübter Hochform. Ausschließlich ist die Bindung: Einer will den anderen ganz für sich, mit Leib und Seele, Haut und Haaren.«

Demgegenüber ist die Rückbesinnung auf das Ich immer wieder der belebende Impuls der Beziehung. Die »Geschäftsbedingungen« müssen sozusagen von beiden immer wieder auf »Treu und Glauben« überprüft und an die Aktualität angepasst werden. Gesund ist es, wenn wir den Beziehungsvertrag, wie wir es in Goethes ›Wahlverwandtschaften‹ mit fröhlichem Unterton lasen, »alle fünf Jahre« erneuern und nicht wie einen Dauerauftrag bei unserer Bank weiter »abbuchen« lassen. Die Option auf Trennung darf nicht Angstgespenst oder Drohung sein, sondern die Ultima Ratio, das letzte zulässige Zufluchtsmittel unserer Beziehungsvernunft. Wenn die Trennung das Gebot der Vernunft ist, dann tun wir gut daran, Nerven zu bewahren und unser »Vertragsende« und die gemeinsame »Geschäftsaufgabe« mit hellen Sinnen abzuwickeln, starke Gefühle und Gefühlsausbrüche mit eingeschlossen.

Leben lernen heißt sterben lernen, sagt der Philosoph Seneca. Das gilt auch für die Partnerschaft: Eine Beziehung zu leben heißt immer auch, ihr Ende zu bedenken. Der Gedanke, dass ich der Architekt meiner Beziehung bin und das Gebäude unserer Partnerschaft auch wieder verlassen darf, wenn es zu eng geworden ist, gibt mir meine Handlungskompetenz zurück. Das gilt umgekehrt auch für meinen Partner. Diese reservatio mentalis, dieser geistige Vorbehalt, erlöst uns beide aus den Ketten mythischer Schicksalsverflochtenheit. Wir treten uns stets neu als Partner einer verantwortungsbewussten Konsens- und Vertragsmoral gegenüber. Wir schließen, um mit Rousseau zu sprechen, einen »Gesellschaftsvertrag« zwischen uns ab, mit aller Verbindlichkeit, aber auch aller unmissverständlichen Kündbarkeit bei Nichterfüllung der »Vertragsbedingungen«.

Besonders Frauen, die sich in der Ehe immer noch ein beträchtliches Plus an Pflichten und Verzichten aufbürden lassen, bietet eine solche klare Sichtweise Schutz und Stehvermögen. Denn noch immer sind sie die Schwächeren oder, wie Friedrich Engels es formulierte: »In der Familie ist der Mann der Bürger und die Frau der Proletarier.« Bliebe klassenkämpferisch hinzuzufügen: »Das Proletariat hat nichts zu verlieren als seine Ketten.«

Doch alle privaten Vereinbarungen führen zu keinem menschlicheren Verhältnis zwischen den Geschlechtern und zur Sprachfähigkeit des Paares, wenn nicht die Gleichberechtigung und materielle Gleichstellung der Frau gesetzlich und realpolitisch durchgesetzt wird. Es gibt, so viel wir auch privat herummurksen, keine individuellen Lösungen mehr. Die Zukunftsform der Familie ist, wie die Soziologen prognostizieren, die »dual career family«: Mann und Frau sind beide erwerbstätig und teilen sich Hausarbeit und Kindererziehung.

Wir müssen daher unter anderem auch die Notwendigkeit »aktiver Vaterschaft« gesetzlich garantieren: Vaterschaftsurlaub nach der Geburt, Vaterurlaub bei Kinderkrisen. Im schwedischen Modell kann der Vater Urlaub nehmen, bis das Kind sieben Jahre alt ist. Kurz: Frauenförderung und Männerförderung bilden eine untrennbare Einheit. Insgesamt gilt: Nur was Gesetzeskraft hat, was durchführbar und einklagbar ist, was im Steuerrecht und lehrplanmäßig in Kindergärten und Schulplänen fixiert ist, wird geachtet. Auch die Frauenquotierung ist meiner Meinung nach ein wichtiger Schritt in diese Richtung. Wir können lang die Emanzipation der Frauen schönreden, solange noch Rentnerinnen, aber auch Millionen geschiedener Frauen am Rande der sozialen Armut herumkrebsen.

Nach einer Allensbach-Umfrage der frühen neunziger Jahre bekannten fünfundsiebzig Prozent der befragten Frauen, sie würden lieber als Mann zur Welt kommen. So schwierig empfinden sie heute noch die Rolle der Frau in der Männergesellschaft. Warum wehren sich Frauen nicht kräftiger und »unverschämter«? Steckt in Frauen noch etwas von dem Verdikt, das Thomas von Aquin (1225–1274), der Chauvi des vergangenen Jahrtausends, über sie fällte: »Das Weib ist unvollkommen und missgebildet, denn die aktive Kraft im männlichen Samen strebt nach der Schaffung eines perfekten Abbildes des männlichen Geschlechts, während das Weib nur durch eine Missbildung der aktiven Kraft entstehen kann oder sogar durch äußere Veränderungen, wie es der feuchte Südwind ist« (›Summa Theologica‹). Ist die Frau wirklich, um mit Aristoteles zu sprechen, »nichts anderes als ein verkrüppelter Mann«? Was für eine Dummdreistheit! Frauen, wehrt euch!

Warum wehren wir Männer uns nicht gegen unsere Rolle? Gegen die männlichen Todsünden der Haushaltsfaulenzerei und Kinderabstinenz. Warum haben wir bis heute noch keine Bundeskanzlerin, keine Bundespräsidentin, keine Päpstin, keine DGB-Vorsitzende, keine Bundesbankpräsidentin? Keiner gibt gerne Macht ab, wir Männer schon gar nicht. Warum artikulieren wir Männer nicht offen unsere Trauer, unsere Geilheit, unsere sexuellen Fantasien, unsere Potenzängste, unsere Zärtlichkeitsbedürfnisse, unsere Bedürftigkeit, unsere Überforderung im Beruf, unsere verdammten Rivalitäten, unsere nachlassende Gesundheit, unsere Todesangst, unser Suchtverhalten vom Rauchen über das unkontrollierte Trinken, vom krank machenden Essen bis zum Workaholic-Dasein, unseren Hunger nach der Wildheit und dem Unkonventionellen?

Warum schreien wir nicht vor Schreck über unser männliches Lebensfazit: Wir sterben statistisch sieben Jahre früher als die Frauen! Wir bringen uns dreimal so häufig um wie Frauen! Wir bilden zu neunzig Prozent die Besatzung der Gefängnisse, zu drei Vierteln die der Suchtkliniken! Wir sterben doppelt so häufig an Bluthochdruck, Leberzirrhose, Raucherkrebs, Herz- und Gefäßkrankheiten wie Frauen! Wir behandeln unseren Körper wie unser Auto, das man bei Bedarf in die Werkstatt bringt, um Einzelteile auszutauschen! Wir wollen einfach nicht kapieren, dass die maskuline Dreifaltigkeit von Status, Erfolg und Macht die Krankmacher Charakterpanzer und Gefühlsstau enthält. Männer, wehren wir uns gegen uns selbst!

Warum engagieren sich viele Paare nicht sozial, politisch oder kulturell? Dann hört nämlich das auf, was die alten Griechen die »Omphalophilie« nannten, die unselige Liebe zur eigenen Nabelbeschau! Allein zu zweit, das bedeutet, dass jeder seine Geschlechterrolle auch sozial und politisch bedenkt, sich einmischt und engagiert.

Allein zu zweit bedeutet aber auch, um auf den Grundgedanken zurückzukommen, seine Entscheidungsfreiheit zurückzugewinnen und die Beziehung als grundsätzlich kündbar und nicht als Halseisen aufzufassen. Die Chance ist stark, dass uns der Gedanke an die stets mögliche Trennung beredsamer, konstruktiver und erwachsener macht; auf jeden Fall gibt er uns die Freiheit wieder. Wer nicht lebt, wird gelebt. Beziehungen müssen aktiv gestaltet, nicht erlitten sein. Wenn es denn zum Abschied aus der Bindung kommt, ist das nicht einfach eine Katastrophe, sondern wir nehmen wieder das existenzielle Alleinsein auf uns. Heinz Kahlau sagt uns, was wir dabei guten Mutes bedenken dürfen:

Bei einem Abschied

Lasst uns nicht auseinander gehn
wie Leute,
die ein schlechtes Geschäft
gemacht haben.
So nah
sind wir uns nur gekommen,
weil wir uns sonst
nicht erkennen konnten.
Wenn du von Betrug reden willst,
rede von Selbstbetrug.
Wenn wir etwas verloren haben,
sind es Illusionen.
Was wir gewonnen haben,
sind Erfahrungen.
Enttäuscht sind wir nur
von uns selber.
Dass wir uns trennen,
liegt daran,
dass wir ehrlich waren.
Lasst uns nicht auseinander gehn,
als ob wir
ein schlechtes Geschäft gemacht hätten.

Wir stolpern mit rosaroten Träumen und irrealen Erwartungen in das Leben zu zweit. Der Partner soll unsere Wunde des Alleinseins heilen. In dieser Sehnsucht, die fast eine Sucht ist, fallen wir so ungefähr in jede Seelenfalle hinein, die am gemeinsamen Weg steht: Als Partner sollst du auch mein bester Freund sein! Unsere Liebe ist Dauerleidenschaft! Jeder erotische Blick nach draußen bedeutet das Ende unserer Beziehung! Wir erfüllen uns alle unsere Träume! Wir verstehen uns ohne Worte, weil wir uns doch lieben! Ich mache aus dir einen neuen Menschen! Du bist verantwortlich für mein Glück! Ich bin verantwortlich für dein Glück! Wir tragen unsere Probleme nie nach außen – Verschwiegenheit heißt die Parole! Ein Kind heilt alle unsere Probleme! Unser Vertrauen zueinander ist grenzenlos! Wir werden nie Geheimnisse voreinander haben! Wir werden alles miteinander tun! Wir werden alle Entscheidungen gemeinsam treffen! Wir werden uns nie streiten! Was für ein liebenswerter Unfug, dies alles: Es sind die Fallstricke der Liebe!

Allein zu zweit, das bedeutet, dass wir immer wieder neu die Entfernung zwischen unseren beiden Sternen überbrücken lernen. »Die Ehe löst nicht irgendein Problem«, sagt Rudolf Dreikurs in seinem Klassiker ›Die Ehe – eine Herausforderung‹, »sie bleibt selbst ein Problem, das gelöst werden muss.« Und: »Alles, was auf der Grundlage von Angst getan wird, ist gefährlich und vermehrt Leid und Elend.« Schütteln wir unsere Angst ab! Eine gestörte Partnerschaft ist leicht daran zu erkennen, dass sich Mann und Frau keine Entwicklung mehr zugestehen. Aus der Faszination der ersten Begegnung ist eine Angstkoalition geworden: Keine Experimente! Keine Auseinandersetzung! Zusammenleben als quälender Schutz vor dem Alleinsein. Das erinnert an den Witz von jenem seit zwanzig Jahren unverehelicht nebeneinander lebenden Paar. »Sollten wir nicht heiraten?«, fragt sie. Antwortet er: »Wer nimmt uns denn noch!«

Lebendige Paare haben viele Konflikte. Sie klagen nicht einfach: »Wir haben nicht gelernt, miteinander zu reden« – sie lernen es. Dafür sind Paarberatung und Paargruppen gut. Man fährt doch auch nicht Jahrzehnte Auto, ohne sein Vehikel zum TÜV und in die Werkstatt zu geben.

Jeder von uns braucht den Anstoß, den Konflikt, die Provokation von der Seite des Partners. Ich wachse, indem ich sozusagen durch dich hindurchgehe. Je entwickelter wir beide als Persönlichkeiten sind, desto erfüllter wird unsere Beziehung. Die Art und Weise, wie ich mit dir umgehe, beruht darauf, wie fair und achtsam ich mit mir selbst umgehe. Boris Pasternak hat das so formuliert:

Du weiche nicht um Haaresbreite
von deinem Ich im Herzen ab,
Du musst lebendig bleiben, leben,
musst leben, leben bis ans Grab.

Wir sind Geschöpfe, die reden können – nutzen wir das! Wir haben Hände und einen Körper zum Streicheln und Berühren – verwenden wir sie dazu! »Woher sind wir geboren«, fragt Goethe, »aus Lieb, wie wären wir verloren, ohn Lieb.«

Allein zu zweit, das bedeutet: Ich und du haben auch verschiedene Interessen, verschiedene Freunde, manchmal auch unterschiedliche Weltanschauungen. Wir besitzen uns nicht! Wir bleiben uns ein Leben lang auch etwas fremd. In unserer Entwicklung braucht jeder einen Rest von Einsamkeit: weil jede Entwicklung ein Stück Distanz und Rückzug verlangt. »Es ist besser, ein eckiges Etwas zu sein«, sagt Friedrich Hebbel, »als ein rundes Nichts.« Viele Antworten finde ich mit dir gemeinsam heraus, manche aber auch nur mit mir. Alleinsein ist ein unverzichtbares Stück meines Reifungsprozesses. Er richtet sich nicht gegen dich. Ich brauche nicht nur in unserer Wohnung, sondern auch in unserer psychischen Polarität »ein Zimmer für mich« (Virginia Woolf). Das habe ich in meinem Buch ›FreiRaum. Selbstbestimmung und Freiheit in der Partnerschaft‹ dargestellt.

Ich brauche Rückzüge, bei denen ich mich nach innen wende und meine Aufmerksamkeit auf mein »daimonion«, die »göttliche Stimme in mir«, wie Sokrates sagt, lenke. Ich bin in meinen Entscheidungen manchmal auch allein. Du kannst sie mir nicht abnehmen. Du kannst mein Schicksal begleiten, aber nicht übernehmen. Ich bin bis zum letzten Herzschlag auf der Suche nach dem, was den Sinn meines Lebens ausmacht. Wie sagt Jakob Burckhardt in ›Weltgeschichtliche Betrachtungen‹: »Wir möchten gerne die Welle kennen, auf welcher wir treiben im Ozean – allein, wir sind diese Welle selbst.« Wir dürfen uns nicht mit Überidentifikation erdrücken. Heinz Kahlau meint dazu:

Ideal der Polarität

Wenn alles locker bleibt,
wenn unsere Köpfe
wie unsere Körper
zueinander finden
und wenn wir
miteinander
Liebe machen,
wird auch der Abstand
deutlich,
den wir brauchen,
damit das Kraftfeld
unsrer beider Wesen
mit Plus und Minus
aufeinander
wirken kann.

Natürlich ist Liebe immer auch Hingabe, Vertrauen, Opfer, Selbstrücknahme, aber auf dem Boden eines satten, glücklichen Ichs. »Du sollst deinen Partner lieben wie dich selbst.« So könnte man in Anlehnung an das biblische Wort sagen. Dazu gehört aber, dass ich mich zuerst selbst lieben lerne. Erst wenn ich Heimat in mir gefunden habe, erst wenn ich mich selbst zu bemuttern und zu bevatern gelernt habe, bin ich bindungsfähig. Erst, wenn ich geübt bin, mit mir selbst zu sprechen, dem fröhlichen und dem verletzten Kind in mir, erst da vermag ich das Schweigen in der Beziehung zu brechen ...

»Wer in einem Restaurant die Paare beobachtet«, registrierte der Romancier André Maurois einmal, »der kann aus der Länge der Gespräche Schlüsse auf die Dauer der gemeinsam verlebten Zeit ziehen. Je kürzer die Konversation, desto länger die Gemeinschaft.« Muss es so weit kommen, wenn unsere Liebe in die Jahre kommt? Ist die Sehnsucht nach dauerhafter Zweisamkeit und nie abreißendem Gespräch so vermessen? Nein: wenn wir in unserer Partnerschaft Bewahrung und Veränderung gleichermaßen leben! »Es gibt keine festen, es gibt nur fließende Beziehungen«, konstatiert der Psychoanalytiker Bernd Nitzschke, »der Wunsch nach einer ›festen‹ Beziehung ist ein Widerspruch in sich.«

Erst wenn ich selbst mich reich gemacht habe, vermag ich dich zu bereichern. Erst wenn ich Fülle besitze, vermag ich ohne Neid auch von dir zu nehmen. Erst wenn ich meine Scham der Minderwertigkeit überwunden habe, vermag ich ohne Größenfantasien und Rivalität neben dir zu bestehen. Erst wenn ich stolz ein Eigener bin, kann ich dich als *anderen* genießen. Virginia Satir sagt in ›Mein Weg zu dir‹ dazu etwas Großartiges: »Wenn wir uns darauf beschränken, nur Gemeinsamkeiten zu schätzen, verringern wir unsere Wachstumsmöglichkeiten sehr und vergrößern die Chance für Langeweile und Destruktion ... Wir begegnen uns natürlicherweise in unseren Gemeinsamkeiten und wachsen an unseren Unterschieden.«

Dann erst dürfen wir mit dem Buch Kohelet im Alten Testament schwärmen: »Zwei sind besser dran als einer allein, so haben sie doch einen guten Lohn für ihre Mühe. Denn wenn sie hinfallen, richtet einer den anderen auf. Doch wehe dem, der allein ist, wenn er hinfällt, ohne dass einer bei ihm ist, der ihn aufrichtet! Und: Wenn zwei zusammen schlafen, wärmt einer den anderen; einer allein – wie soll er warm werden?«

Partnerschaft hat alles, aber auch alles, mit Ich-Stärke und Eigenentwicklung zu tun. Gute Partnerschaft beruht auf der Eigenzentrierung beider. Frau und Mann brauchen hierfür – jeder für sich – einen Freund von bedingungsloser Loyalität und Liebe.

Wo es den gibt? Ich habe dazu eine Weisheit gefunden, deren Schöpfer/in ich nicht kenne. Die Worte rühren mein Herz bei jedem Lesen neu wunderlich und tröstend an. Ich schenke sie dir, liebe Leserin, lieber Leser, am Ende unserer gemeinsamen Denk- und Gefühlsreise mit den aufmüpfigsten Wünschen für dein Glück und die beredte Liebe deiner Partnerschaft, diesem Wunderwerk unendlichen Wachstums zu zweit:

Du brauchst einen Menschen

Du brauchst einen Menschen,
der dich respektiert,
akzeptiert und liebt.

Du kannst diesen Menschen
finden und kennen lernen.
Einen Menschen, der dich unterstützt,
lobt, ermutigt
und dir Vertrauen schenkt.
Einen Menschen,
der dich liebevoll behandelt.

Du brauchst einen Menschen,
der dir einen Weg zeigt,
ein leichteres, einfacheres
und glücklicheres Leben
zu führen.

Diesen Menschen gibt es.
Ganz in deiner Nähe.
Dieser Mensch
bist du.

Khalil Gibran: Über die Ehe

Vereint seid ihr geboren
und vereint sollt ihr bleiben immerdar.
Doch lasset Raum zwischen eurem Beieinandersein,
Und lasset Wind und Himmel tanzen zwischen euch.
Liebet einander,
doch machet die Liebe nicht zur Fessel:
Schaffet eher daraus ein webendes Meer
zwischen den Ufern eurer Seelen.
Füllet einander den Kelch,
doch trinket nicht aus einem Kelche.
Gebet einander von eurem Brote,
doch esst nicht vom gleichen Laibe.
Singet und tanzet zusammen und seid fröhlich,
doch lasset jeden von euch allein sein.
Gleich wie die Saiten einer Laute allein sind,
erbeben sie auch von derselben Musik.
Gebet einander eure Herzen,
doch nicht in des anderen Verwahr.
Und steht beieinander,
doch nicht zu nahe beieinander:
Denn die Säulen des Tempels stehen einzeln,
Und Eichbaum und Zypresse wachsen nicht
im gegenseitigen Schatten.

Literaturhinweise

Bach, George R./Wyden, Peter: Streiten verbindet. Spielregeln für die Liebe und Ehe. 15. Auflage. Frankfurt/Main: Fischer Taschenbuchverlag 1999.

Battaile, George: Die Tränen des Eros. München: Matthes & Seitz 2003.

Beck, Ulrich/Beck-Gernsheim, Elisabeth: Das ganz normale Chaos der Liebe. Frankfurt/Main: Suhrkamp 1989.

Bovet, Thodor: Die Ehe. Ein Handbuch für Eheleute. Tübingen: Katzmann 1984.

Buddenberg, Claus: Sexualberatung. Eine Einführung für Ärzte, Psychotherapeuten und Familienberater. Stuttgart: Enke 1996.

Bly, Robert: Eisenhans. Ein Buch über Männer. München: Droemer Knaur 1993.

Bradshaw, John: Wenn Scham krank macht. München: Droemer Knaur 1993.

Bruker, Max Otto: Lebensbedingte Krankheiten. 13. Auflage. Lahnstein: emu 2000.

Coellen, Michael: Heilende Partnerschaft. Paartherapie als Seelendialog. Hamburg: Rowohlt Taschenbuchverlag 1993.

Doderer, Heimito von: Ein Mord, den jeder begeht. München: Deutscher Taschenbuch Verlag 1983.

Dreikurs, Rudolf: Die Ehe, eine Herausforderung. München: Deutscher Taschenbuch Verlag 1993.

Duhm, Dieter: Der unerlöste Eros. Belzig: Berghoff and Friends 1998.

Ehrhardt, Ute: Gute Mädchen kommen in den Himmel, böse überall hin. Warum Bravsein uns nicht weiterbringt. Frankfurt/Main: Fischer Taschenbuchverlag 2002.

Estés, Clarissa: Die Wolfsfrau. Die Kraft der weiblichen Urinstinkte. München: Heyne 1997.

Floride, Athys: Die Begegnung als Aufwacherlebnis. Die Auferstehungskräfte in der Menschenbegegnung. 3. Auflage. Dornach: Verlag am Goetheanum 1992.
Fromm, Erich: Die Kunst des Liebens. 12. Auflage. München: Deutscher Taschenbuch Verlag 1996.
Füller, Ingrid: Eine Affäre in Ehren. Warum Frauen Verhältnisse haben. Hamburg: Rowohlt Taschenbuchverlag 1994.

Gordon, Thomas: Familienkonferenz. Die Lösung von Konflikten zwischen Eltern und Kind. München: Heyne 1989.

Hülsemann, Irmgard: Mit Lust und Eigensinn. Die weibliche Eroberung des Glücks. Frankfurt/Main: Fischer Taschenbuchverlag 1994.
Hülsemann, Irmgard: Ihm zuliebe? Abschied vom weiblichen Gehorsam. Frankfurt/Main: Fischer Taschenbuchverlag 1992.

Jellouschek, Hans: Der Froschkönig. Ich liebe dich, weil ich dich brauche. 2. Auflage. Stuttgart: Kreuz 2002.
Jellouschek, Hans: Semele, Zeus und Hera. Die Rolle der Geliebten in der Dreiecksbeziehung. Stuttgart: Kreuz 2001.
Jellouschek, Hans: Warum hast du mir das angetan? Untreue als Chance. 8. Auflage. München: Piper 2003.
Joe-Harriet, Elisabeth: Ich kann nur treu sein, wenn ich frei bin. München: Droemer Knaur 1994.
Jung, C. G.: Psychologische Typen. In: Jung, C. G.: Gesammelte Werke, Band 6. Meilen: Walter 1995.
Jung, Mathias: Reine Männersache. 2. Auflage. Lahnstein: emu 1994.
Jung, Mathias: Lebensnachmittag. 2. Auflage. Lahnstein: emu 2000.

Keen, Sam: Feuer im Bauch. 2. Auflage. München: Lübbe 2001.

Lämmle, Birgit/Wünsch, Gabriele: Familienbande. So gewinnen Sie Raum für lebendige Partnerschaft, glückliche Familie, gesunde Beziehung. München: Goldmann 1999.
Lechler, Walther H.: So kann's mit mir nicht weitergehen! Neubeginn durch spirituelle Erfahrungen in der Therapie. 4. Auflage. Stuttgart: Kreuz 2001.

Lerner, Harriet G.: Wohin mit meiner Wut? Neue Beziehungsmuster für Frauen. 4. Auflage. Frankfurt/Main: Fischer Taschenbuchverlag 2003.

Mitscherlich, Margarete: Über die Mühsal der Emanzipation. Frankfurt/Main: Fischer Taschenbuchverlag 1994.
Moeller, Michael Lukas: Die Liebe ist das Kind der Freiheit. 13. Auflage. Hamburg: Rowohlt Taschenbuchverlag 2003.
Moeller, Michael Lukas: Die Wahrheit beginnt zu zweit. Das Paar im Gespräch. Hamburg: Rowohlt Taschenbuchverlag 2002.
Moeller, Michael Lukas: Worte der Liebe. Erotische Zwiegespräche. Ein Elixier für Paare. 6. Auflage. Hamburg: Rowohlt Taschenbuchverlag 2003.

Nietzsche, Friedrich: Also sprach Zarathustra. München: Deutscher Taschenbuch Verlag 1999.
Nietzsche, Friedrich: Der Wille zur Macht. 13. Auflage. Stuttgart: Kröner 1996.
Nietzsche, Friedrich: Die Unschuld des Werdens. Stuttgart: Kröner 1978.
Nietzsche, Friedrich: Menschliches, Allzumenschliches. München: Deutscher Taschenbuch Verlag 1999.
Nietzsche, Friedrich: Morgenröte. In: Nietzsche, Friedrich: Sämtliche Werke in Einzelbänden. Kritische Studienausgabe. Band 3: Morgenröte/Idyllen aus Messina/Die fröhliche Wissenschaft. München: Deutscher Taschenbuch Verlag 1999.
Norwood, Robin: Wenn Frauen zu sehr lieben. Die heimliche Sucht, gebraucht zu werden. 19. Auflage. Hamburg: Rowohlt Taschenbuchverlag 2002.

Pittman, Frank: Angenommen, mein Partner geht fremd. München: Droemer Knaur 1994.

Riemann, Fritz: Grundformen der Angst. Eine tiefenpsychologische Studie. 35. Auflage. München: Reinhardt 2003.
Rohr, Richard: Der Wilde Mann. Geistliche Reden zur Männerbefreiung. 20. Auflage. München: Claudius 2000.

Rohr, Richard: Der Nackte Gott. Plädoyers für ein Christentum aus Fleisch und Blut. 9. Auflage. München: Claudius 1998.

Rubinstein, Renate: Nichts zu verlieren und dennoch Angst. Notizen nach einer Trennung. Frankfurt/Main: Suhrkamp 1993.

Russel, Bertrand: Marriage and Morals. London: Taylor Francis 1991.

Satir, Virginia: Mein Weg zu dir. Kontakt finden und Vertrauen gewinnen. München: Kösel 2001.

Schellenbaum, Peter: Das Nein in der Liebe. Abgrenzung und Hingabe in der erotischen Beziehung. München: Deutscher Taschenbuch Verlag 1993.

Schmidbauer, Wolfgang: Hilflose Helfer. Über die seelische Problematik der helfenden Berufe. Hamburg: Rowohlt Taschenbuchverlag 2002.

Schmidt, Gunter: Das Große DerDieDas. Über das Sexuelle. Hamburg: Rowohlt Taschenbuchverlag 1988.

Schmidt, Gunter: Das Verschwinden der Sexualmoral. Über sexuelle Verhältnisse. Hamburg: Klein 1996.

Tomatis, Alfred: Das Ohr und das Leben. Erforschung der seelischen Klangwelt. 2. Auflage. Meilen: Walter 2000.

Willi, Jürg: Ko-Evolution. Die Kunst gemeinsamen Wachsens. Hamburg: Rowohlt Taschenbuchverlag 2000.